RECUEIL DE QUESTIONS

POSÉES AUX

EXAMENS DE MÉDECINE

3e DE DOCTORAT ET DE FIN D'ANNÉE

HISTOIRE NATURELLE MÉDICALE, PHYSIQUE MÉDICALE, CHIMIE MÉDICALE
ET PHARMACIE

1re SÉRIE

COMPRENANT **500** QUESTIONS

PARIS

DELAHAYE, LIBRAIRE ÉDITEUR

23, RUE DE L'ÉCOLE-DE-MÉDECINE

RECUEIL DE QUESTIONS

POSÉES AUX

EXAMENS DE MÉDECINE

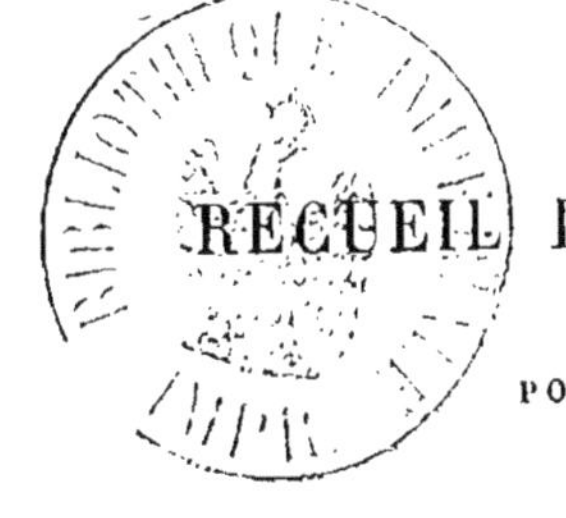

mprimerie L. TOINON et Cie, à Saint-Germain.

RECUEIL DE QUESTIONS

POSÉES AUX

EXAMENS DE MÉDECINE

—

3e DE DOCTORAT ET DE FIN D'ANNÉE

HISTOIRE NATURELLE MÉDICALE, PHYSIQUE MÉDICALE
CHIMIE MÉDICALE ET PHARMACIE

—

1re SÉRIE

COMPRENANT **500** QUESTIONS

*Savoir la médecine et répondre aux examens
sont choses différentes.*

(WEBER)

—

PARIS

DELAHAYE, LIBRAIRE-ÉDITEUR

23, RUE DE L'ÉCOLE-DE-MÉDECINE

1864

BIBLIOTHÈQUE

DÉPÔT LÉGAL Seine-et-Oise 1597 N° 64

RECUEIL DE QUESTIONS

POSÉES AUX

EXAMENS DE MÉDECINE

HISTOIRE NATURELLE MÉDICALE

CHAPITRE PREMIER

BOTANIQUE MÉDICALE

§ 1er. — Physiologie végétale.

1. D. Combien y a-t-il de sortes d'organes dans
une plante ?

  R. Deux sortes : 1° organes de *nutrition* (racine, tige et feuilles); 2° organes de *reproduction* (fleurs, fruits et bourgeons).

2. D. Qu'est-ce qu'une racine ?

  R. C'est la portion descendante de l'axe végétal; c'est la première partie de l'embryon qui se développe; elle se dirige toujours en bas.

3. D. Comment se reproduisent les plantes cryptogames?

    R. Par une cellule nommée *spore*, qui se détache de la plante mère, enfonce sa radicule dans le sol, et étale sa tige dans l'atmosphère ; ces spores étant microscopiques, on appelle ces plantes cryptogames.

4. D. De quoi se compose l'embryon ?

    R. De la radicule, de la gemmule ou bourgeon, et entre les deux de la tigelle. C'est la radicule qui se développe la première.

5. D. Comment est la radicule, comment se développe-t-elle ?

    R. Tantôt nue, tantôt enveloppée d'un étui simple dans les monocotylédons (*choléorrhize*) ; tantôt double et en chapeau dans les dicotylédons (*pyléorrhize*). La racine en se développant donne tantôt un axe central qu'on appelle *souche*, lequel est conique, à base supérieure adossée à la base du cône ascendant qui forme la tige ; la ligne de réunion s'appelle nœud *vital* ou collet ; la souche, ou axe primaire, présente à sa surface de petits mamelons qui se déve-

loppent en branches radicales régulièrement disposées suivant la loi de rhizotaxie.
Les branches radicales se ramifient en se-
condaires, tertiaires, quartenaires, se terminent en radicules, qui, elles-mêmes, se
terminent en chevelues. A l'extrémité du
chevelu est la *spongiole*, organe d'absorption pour tous les auteurs, excepté pour
Baillon.

6. D. Comment divise-t-on les racines ?

R. En trois sortes : 1° les racines *pivotantes*
(betterave) ou l'axe central, la souche, est
très-développée (*dicotylédonées*) ; 2° la *racine fasciculée* ou fibreuse appartient aux
monocotylédonées ; elle se compose de ramifications portant le chevelu (bled) ; 3° les
racines adventives qui naissent de la tige,
elles se ramifient irrégulièrement et au
hasard, mais elles choisissent les lanti-
celles, c'est-à-dire les endroits ou l'écorce
est moins épaisse (*figuier, lierre, liannes
d'Amérique*) ; la bouture et la marcotte
produisent des racines adventives (saule,
peuplier).

7. D. Quel est l'usage médical des racines ?

R. La racine d'ipécacuanha, de polygala, de violettes, de pensées sauvages (*vomitives*); rhubarbe, jalap, ellébore noire (*purgatives*); réglisse, guimauve, chiendent (*émollientes*); colombo, gentiane, simarouba, quassia amara, bardane (*amères ou toniques*); ratanhia, bistorte, consoude, fraisier (*astringentes*); gingembre, serpentaire, pyrèthre, curcuma (*excitantes*); salsepareille, squine, sassafras (*sudorifiques*); asperge, petit houx, fenouil, persil, ache (*diurétiques*); valériane, belladone, aconit (*anti-spasmodiques ou narcotiques*). Il est des racines qui ne fournissent que leur écorce : simarouba, grenadier; d'autres, que leur bois : sassafras.

8. D. Qu'est-ce que la tige ?

R. C'est la portion ascendante de l'axe végétal.

9. D. Quel est son caractère ?

R. Elle se couvre de bourgeons rudimentaires qui naissent toujours à l'aisselle des feuilles; la loi pour les bourgeons est la même que pour les feuilles. On distingue des bourgeons *opposés* (gentiane), *décussés* (laurier-rose), *verticillés*, quand ils forment une couronne d'insertion autour de la tige, et qu'il y en a plus de deux ; *alternes*, quand leurs insertions alternent sur des hauteurs différentes, de manière qu'un fil mené sur les points d'insertion forme une spirale *dextrorsum* ou *sinistrorsum* ; elle constitue *homéodromie* lorsque l'enroulement se fait du même côté, et *étérodromie* quand, sur certains axes, l'enroulement est sinistrorsum et sur d'autres dextrorsum (jusquiame).

10. D. Qu'appelle-t-on cycle ?

R. C'est la portion de spirale comprise entre deux feuilles au-dessus l'une de l'autre. On repsésente le cycle par une expression fractionnaire dont le numérateur indique le nombre des tours, et le dénominateur le nombre des feuilles : 1/2 dans le tilleul, 1/3 dans le bouleau, 2/5 dans le pêcher, 3/8 joubarbe. Additionnez les numérateurs et les dénominateurs des deux cycles précédents pour savoir le cycle sui-

1.

vant : $\frac{1}{2} + \frac{1}{3} = \frac{2}{5}$, donc le cycle qui vient après $\frac{1}{3}$ c'est $\frac{2}{5}$. Les bourgeons adventifs de la racine n'obéissent pas à ces lois.

11. D. Comment divise-t-on les tiges ?

R. En tiges aériennes et tiges souterraines : les *tiges aériennes* se divisent en pleines et non articulées, et en creuses et articulées ; les tiges aériennes pleines et non articulées sont ou cylindriques (stypes) non ramifiées, ou cylindro-coniques et ramifiées au sommet seulement (tronc) ; les tiges aériennes creuses et articulées sont le chaume, le blé. Les *tiges souterraines* sont ou développées ou rudimentaires : les développées sont le rhizome, la griffe d'asperge.

12. D. Comment se multiplient les cellules ?

R. La multiplication des cellules est due à un noyau ou *nucléole*, selon les uns ; selon d'autres, elle est due à un petit dépôt de matière organique, soit en dehors, soit en dedans de la cellule ; enfin la multiplication se fait encore par cloisonnement ou éperons doubles.

13. D. Quels sont les matières solides contenues dans les cellules ?

R. 1° Fécule en grains ; 2° inuline ; 3° chlorophylle ; 4° cristaux.

14. D. Quels sont les matières liquides contenues dans les cellules ?

R. 1° la séve ; 2° les liquides particuliers à chaque végétal ; 3° les huiles grasses (chènevis, lin, euphorbiacées); 4° camphre ; 5° les sucs résineux ; 6° les essences (*labiées*) ; 7° des baumes ; 8° des alcaloïdes (quinine synchonine, morphine, etc.).

15. D. Quels sont les contenus gazeux des cellules?

R. 1° Air altéré ; 2° acide carbonique.

16. D. Par quoi est formée la fécule en grains ?

R. Elle est formée de couches concentriques avec un enfoncement *hile* par lequel la fécule s'entasse dans la cellule; le volume, la forme, la position du hile varient dans les différentes fécules; celle de pomme de terre est en grains volumineux oblongs, présente le hile à l'extrémité ; — la fécule de froment, seigle, orge, avoine est en grains lenticulaires avec un *hile* central ;

elle est beaucoup plus petite ; — la fécule de maïs est polyédrique ,en grains allongés avec hile longitudinal ; — toutes les fécules sont insolubles dans l'eau froide ; dans l'eau chaude les grains de fécule se gonflent et deviennent mucilagineux ; —chauffée avec l'acide nitrique, si on ajoute une goutte d'ammoniac, la fécule donne une belle teinte rose.

17. D. Qu'est-ce que la chlorophylle ?

R. C'est une matière colorante verte, géléfiée, s'organisant en grains qui contiennent de la fécule au centre, et à la surface une couche de matière verte formée de résine, de graisse et de fer ; cette matière ne se forme que par l'action de la lumière.

18. D. Quels sont les cristaux que l'on trouve dans la cellule ?

R. Des tartrates et des oxalates de chaux et de potasse (rhubarbe, oxalate de chaux); — des raphides ou faisceaux de cristaux en aiguilles; — des cristaux de résine; — des acides tartriques oxaliques. —Tous ces cristaux sont renfermés dans la cellule.

19. D. Qu'est-ce que la séve ?

R. C'est le sang du végétal — liquide aqueux se trouvant dans les cellules et tenant en dissolution de l'albumine, de la gomme, de la dextrine, des sucs et des sels.

20. D. Par quoi est formé le liége ou suber ?

R. Il est formé par des cellules brunes, cubiques, sans chlorophylle.

21. D. Par quoi est formée l'enveloppe herbacée ?

R. Par les cellules et la chlorophylle.

22. D. Comment se forment les vaisseaux ?

R. Ce sont des cellules allongées, placées bout à bout, séparées d'abord par des diaphragmes qui plus tard se résorbent et donnent lieu à un canal et à des vaisseaux.

23. D. Combien distingue-t-on de sortes de vaisseaux ?

R. 1º Les vaisseaux ponctués ; 2º rayés ; 3º scalariformes ; 4º annulaires ; 5º spiraux élicoïdes (trachées et fausses trachées). Ces vaisseaux doivent tous leur origine à des cellules ponctuées, rayées, annulaires, élicoïdes, etc.

24. D. Quelle différence y a-t-il entre les trachées et les fausses trachées ?

R. C'est que la spire des trachées peut se dérouler comme un ressort parce que la membrane d'implantation a cessée d'exister tandis que la spire des fausses trachées ne peut se dérouler parce que la membrane d'enveloppe est persistante.

25. D. Où sont situées les trachées déroulables ou vraies trachées ?

R. Autour de la moelle dans l'étui médullaire.

26. D. Qu'est-ce que les rayons médullaires?

R. Ce sont des rayons de tissu cellulaire qui s'étendent de la moelle à la couche herbacée, réunissant ainsi les couches cellulaires en traversant les couches ligneuses.

27. D. De combien de parties est composée l'écorce?

R. 1º L'épiderme (cuticule à l'extérieur, couche celluleuse avec stomates à l'intérieur); 2º le suber ou liége, très-développé dans certaines plantes; 3º l'enveloppe herbacée; 4º les couches corticales ou *liber*.

28. D. Combien le bois a-t-il de couches?

R. Deux, l'aubier et le duramen ; la plus
superficielle, l'*aubier*, est du bois blanc
tendre; la plus profonde, le *duramen*, est
du bois coloré et dur.

29. D. Qu'est-ce que la moelle?

R. La moelle est du tissu cellulaire blanc,
gorgé de suc, s'étendant de la base du végétal à son sommet et au sommet de toutes
les ramifications; apparaissant partout où
il y a un bourgeon, qui n'est que la hernie
de la moelle. La moelle envoie transversalement des rayons médullaires qui vont
se perdre dans l'enveloppe herbacée, et
réunit ainsi les deux tissus cellulaires.

30. D. Comment s'accroît le tronc?

R. En deux sens, en hauteur et en diamètre ;
en hauteur, par le développement du
bourgeon terminal; en diamètre, au moyen
d'une zone de cellules de nouvelle formation (*zone d'accroissement*), placée entre
le bois et le liber, s'organisant au moyen
de la séve descendante, qui s'épaissit au
commencement de l'été. Il s'y forme de
petits mamelons qui se creusent de cavités

qui soudent l'écorce avec le bois; les unes
de ces cellules nouvelles vont s'organiser
en aubier, les autres s'organisent en fibres
du liber; la zône d'accroissement se dé-
double en couches profondes qui forment la
couche extérieure de l'aubier, et en couches
superficielles qui forment la couche interne
du liber.

31. D. En quoi la racine des dicotylédons diffère-
t-elle de la tige, quant à la structure?

R. C'est qu'elle n'a pas de trachées déroulables
autour de la moelle, elle n'a pas de couche
libérienne, et son épiderme n'a pas de stomate.

32. D. Toutes les tiges sont-elles cylindriques?

R. Non, elles sont carrées dans les labiées,
triangulaires dans le carex, polygonales
dans le cactus, cannelées dans le rumex,
aplaties en feuilles dans le petit houx.

33. D. Pourquoi les feuilles du petit houx sont-
elles des rameaux?

R. Parce que ces rameaux naissent à l'aisselle
d'écailles qui sont des feuilles avortées, et
qu'ils portent des feuilles à leur sommet.

34. D. Qu'est-ce que le stype?

R. C'est la tige des palmiers, — tige cylindrique au lieu d'être conique; elle est simple dans toute sa hauteur et terminées par un bourgeon unique qui donne des feuilles et des fleurs.

35. D. Combien y a-t-il d'espèces de tiges souterraines?

R. Trois, les rhizomes, les bulbes et les tubercules.

36. D. Qu'est-ce qu'un rhizome ?

R. C'est une tige souterraine qui, au lieu de croître et de se développer dans l'atmosphère, reste cachée dans le sol, où elle prend une position horizontale (la griffe d'asperge, l'iris).

37. D. Pourquoi le rhizome est-il une tige et non une racine?

R. C'est parce qu'à sa surface il a des bourgeons disposés suivant un ordre régulier et non au hasard, comme sur les racines adventives. De la partie supérieure du rhizome partent des rameaux, et de la partie inférieure des racines adventives.

38. **D.** Qu'est-ce qu'un bulbe ?

R. C'est une tige qui est composée d'un plateau et qui est terminée par un bourgeon ;
sur le plateau sont insérées des écailles
qui représentent les feuilles.

39. **D.** Combien y a-t-il d'espèces de bulbes?

R. Les bulbes à tuniques (oignons), les bulbes
écailleux (bulbe de lis), les bulbes solides
(le colchique) ; les caïeux sont de petits
bulbes réunis ensemble (ail ordinaire).

40. **D.** Qu'appelle-t-on bulbes solides ?

R. Ce sont ceux qui ont un plateau qui forme
toute la masse et qui ont les écailles très-
minces (colchique).

41. **D.** Qu'appelle-t-on renflement ou tubercule?

R. C'est une tige souterraine gorgée de matière
féculante et qui porte des bourgeons, à la
surface (pomme de terre, orchis); les
bourgeons sont placés régulièrement.

42. **D.** Qu'est-ce qu'un bourgeon?

R. C'est un organe globuleux qui naît soit à
l'aisselle des feuilles, soit à l'extrémité
d'une tige; il est composé d'un axe central
faisant suite à la moelle qui fait hernie au

au printemps ; il renferme en lui les éléments des tiges, des feuilles et des fleurs.

43. D. De quoi est composée une feuille ?

R. D'une partie membraneuse, *limbe*; d'un
pétiole ou queue et de nervures.

44. D. Qu'appelle-t-on feuille complète, feuille
stipulée?

R. La feuile complète est celle dont le limbe
se poursuit sur le pétiole pour former une
gaîne. — Quand le limbe s'interrompt sur le
pétiole pour reparaître sous forme de deux
petites feuilles placées sur les côtés de l'insertion du pétioie, ce sont les stipules, et la
feuille est dite stipulée (mauve).

45. D. Quelle est la structure de la feuille?

R. Le pétiole est vasculo-fibreux, quelquefois
unique (bourrache), souvent multiple ; les
ramifications du pétiole forment les nervures qui ne sont elles-mêmes qu'un tissu
vasculo-fibreux ; entre les nervures se trouve
le parenchyme qui est du tissu cellulaire
riche en chlorophylle; un épiderme recouvre
les deux faces de la feuille et est percé
inférieurement de stomates. — Les feuilles

sont simples quand le limbe est d'une seule pièce ; elles sont composées quand le limbe est divisé en plusieurs parties nommées folioles, et placées sur les parties latérales d'un pétiole commun. Si les pétiolules sont ramifiés, la feuille est dite *décomposée* ; s'il y a une nouvelle ramification, *surcomposée*.

46. D. Que présente l'épiderme de la feuille à la face inférieure ?

R. Des stomates qui s'ouvrent dans des méats très-nombreux qui criblent la face inférieure du parenchyme, tous les méats communiquent entre eux ; l'air et les gaz sont absorbés par les stomates qui lui donnent un aspect blanchâtre, mais les nénuphars et les feuilles qui ont leur face inférieure plongeant dans l'eau, n'ont pas de stomate à cette face de la feuille mais à la face supérieure.

47. D. D'après leurs insertions sur la tige, comment divise-t-on les feuilles.

R. En opposées (menthe), verticillées (garance, caille-lait, laurier rose), alternes (belladone).

48. D. Qu'est-ce que les épines et les aiguillons?

R. Les épines sont des rameaux avortés (prunellier épineux); les aiguillons sont des saillies du tissu cellulaire qui ne se continuent pas avec le bois, et s'en détachent facilement (ronce, groseillier).

49. D. Comment se fait l'absorption?

R. Par le chevelu dans le sol, et par les feuilles dans l'air (les spongioles ne sont que l'épiderme de l'embryon ; elles ne sont pas des organes d'absorption selon M. Baillon) ; c'est donc le filament du chevelu qui absorbe par endosmose les liquides du sol.

50. D. En vertu de quelle force la circulation se fait-elle dans les plantes?

R. 1° En vertu de la poussée endosmotique; 2° de la capillarité; 3° du vide qui se fait dans le tissu de la feuille par suite de l'évaporation ; — en outre de ce mouvement ascendant, il se passe un mouvement giratoire de la séve dans chaque cellule.

51. D. Comment se fait la respiration?

R. Elle se fait dans toutes les parties vertes. Elle consiste dans l'absorption de l'acide carbonique par les feuilles et dans l'exhalaison d'oxygène ; c'est sous l'influence du soleil *seulement* que cette action peut avoir lieu ; la nuit la plante exhale de l'acide carbonique et absorbe de l'oxygène, M. Dumas prétend que c'est par les racines que les végétaux absorbent l'acide carbonique qu'elles dégagent la nuit, et non par les feuilles.

52. D. Comment se fait la nutrition ?

R. Les plantes absorbent dans l'air de l'acide carbonique, dans la terre, de l'eau et de l'ammoniac ; cette eau, à mesure qu'elle monte dans la plante, se charge de principes albumineux, et, sous l'influence de l'air, il se forme des principes immédiats plus compliqués, des hydrates de carbone d'où cellule, fécule, gomme et sucre de fruit.

53. D. De quoi est composé le *pistil* ?

R. Il est composé inférieurement de l'*ovaire* formant cavité close où sont renfermées les ovules attachés à l'ovaire par des vaisseaux nommés placenta ; l'ovaire est surmonté du *style* qui est couronné d'un renflement, *stygmate*.

54. D. De quoi est composée l'*étamine?*

R. D'une partie filiforme, *filet*, et d'une double cavité renflée qui la termine supérieurement, *anthère*, bourse qui contient la matière fécondante, *pollen*; le pollen fécondera les ovules et il s'y développera l'embryon entouré de son albumen pour constituer la graine, de sorte que la graine est l'ovule fécondé. — Cette graine revêtue de l'enveloppe ovarique devenue péricarpe constitue le fruit, suite de fécondation.

55. D. Qu'appelle-t-on fleurs *hermaphrodites?*

R. Ce sont les fleurs où le gynécée et l'androcée sont réunis. L'androcée est à la circonférence et le gynécée au centre de la fleur.

56. D. Qu'appelle-t-on plantes *unisexuées?*

R. Ce sont celles qui ne contiennent que des pistils ou des étamines; que des fleurs femelles ou des fleurs mâles.

57. D. Qu'appelle-t-on fleurs *monoïques et dioïques?*

R. Les fleurs *monoïques* sont celles où les fleurs mâles et femelles sont supportées par un même pied, et fleurs *dioïques* celles où les fleurs mâles et les fleurs femelles sont supportées par deux pieds différents.

58. D. Qu'appelle-t-on fleurs *polygames?*

R. Ce sont des fleurs qui ont à la fois des fleurs hermaphrodites, des fleurs monoïques et dioïques (pariétaire).

59. D. Qu'est-ce qu'une *bractée?*

R. Ce sont de petites feuilles qui entourent la fleur ; elles sont écailleuses dans la balle d'avoine ; elles forment une capsule dans le gland du chêne ; elles forment un cône dans le sapin.

60. D. Qu'appelle-t-on *préfloraison ?*

R. C'est la disposition des parties de la fleur dans le bourgeon floral avant son épanouissement ; l'on en distingue deux genres principaux, la préfloraison valvaire et la préfloraison imbriquée.

61. D. Qu'est-ce que le *calice?*

R. C'est l'enveloppe la plus externe de la fleur Il est formé de feuilles nommées sépales en nombre variable, obéissant au type 3 dans les monocotylédons, au type 5 dans les dycotylédons ; ainsi six sépales (palmier, liliacées, colchicacées, iridées ammonées, orchidées) ; cinq sépales dans les (solanées, borraginées, gentianées, convolvulacées, apocinées, cucurbitacées, rabiacées, rosacées, ombellifères); quatre sépales (dans les crucifères); deux concaves dans (pavot).

62. D. Qu'appelle-t-on calice monosépale ?

R. Si les pétales sont soudés à leur base quoique séparés à leur terminaison ils sont dits monosépales.

63. D. Qu'appelle-t'on calice polysépale?

R. C'est un calice composé de sépales libres.

64. D. Qu'est-ce que la corolle ?

R. C'est l'enveloppe la plus intérieure des fleurs à périanthe double, elle est formée de feuilles modifiées plus profondément que celles du calice, d'une texture plus délicate, fibro-vasculaire, animées de couleurs vives. Ces feuilles sont dites (*pétales*), la corolle est monopétale ou polypétale.

65. D. Quelle est la loi de l'*alternance* des verticilles floraux?

R. Cette loi établit que les pétales de la corolle alternent avec les sépales du calice, c'est-à-dire présentent leurs insertions entre deux sépales (Baillon enseigne que la loi de superposition est très-fréquente).

66. D. Qu'appelle-t-on corolle régulière?

R. Quand tous les pétales sont égaux et disposés en verticilles autour des organes (rose).

67. D. Qu'appelle-t-on corolle irrégulière polypétale?

R. Celle dont les pétales n'ont pas la même forme ni le même développement (papillonnacées).

68. D. Donner un exemple de corolle monopétale irrégulière?

R. Les labiées, personnées.

69. D. Par quoi sont réunies les deux bourses des anthères?

R. Par du tissu cellulaire *connectif*.

70. D. Comment s'ouvrent les anthères au moment de la fécondation?

R. Par une fente longitudinale ou transversule ou bien par une petite valve, s'ils s'ouvrent en dedans (introrse) en dehors (extrorse).

71. D. Comment apparaît le pollen ?

R. En masse, mais le plus souvent en grains ; il est formé d'une double enveloppe, l'exhyménine et l'endhyménine; dans cette enveloppe est un liquide visqueux (fovilla) contenant des grains d'amidon doués de mouvements browniens.

72. D. Comment s'insèrent les étamines inférieurement?

R. 1° Autour de la base de l'ovaire et sur le même plan (hypogyne); comme l'ovaire est libre, la plante est dite super-ovariée. 2° Si les étamines sont insérées autour ou à la hauteur de l'ovaire (périgynes) inferovariée. 3° Quelquefois sur le sommet de l'ovaire, à côté du pistil (épigyne); dans ce cas et le précédent, difficiles à distinguer, l'on dit que la plante est infer-ovariée.

73. D. Lorsque la corolle est polypétale et les étamines hypogynes, sur quoi sont-elles insérées?

R. Sur le réceptacle alternant avec les pétales (*thalamiflore*). Si la corolle est monopétale et que les étamines soient hypogynes, elles sont dans ce cas insérées sur le tube de la corolle, et la fleur est (*corolliflore*). Lorsque les étamines sont péri ou épigynes, et que la plante est infer-ovariée, c'est à l'entrée du calice dont le tube enveloppe la partie inférieure de l'ovaire, que sont attachées les étamines, et la plante est (*caliciflore*) (insertion péri ou épigyne, mono ou poly-pétale).

74. **D.** Quel est le nombre des étamines dans les mono et dans les dycotylédons?

R. 3 ou 6 dans les monocotylédonés; 5, 10 dans les dycotyledonés. On les dit nom-breuses quand il y en a 20 ou plus (rosa-cées, renonculacées).

75. **D.** Si elles restent libres et sont inégales, s'il y en a 4 dont 2 grandes et 2 petites, com-ment les appelle-t-on?

R. On dit dans ce cas qu'elles sont *dydynames* (labiées, personnées).

76. **D.** S'il y a 6 étamines, 4 grandes et **2** petites, comment les appelle-t-on ?

R. *Tetradynames* (crucifères).

77. **D.** Si les étamines ne sont pas libres et sont soudées au pistil, comment les appelle-t-on ?

R. *Gynandres* (orchidées).

78. **D.** Si les étamines sont soudées entre elles par leurs anthères comment les appelle-t-on ?

R. Étamines *synanthérées* ou syngénéses.

79. **D.** Si les étamines sont soudées par leurs filets, comment les appelle-t-on ?

R. La réunion des filets des étamines rappelle un androphore, s'il n'y a qu'un seul andro-phore, les étamines sont dites *monadelphes* (mauve), s'il y en a deux *diadelphes* (légu-mineuses), s'il y en a plusieurs, *polyadel-phes* (cucurbitacées).

80. **D.** Qu'est-ce que le *pistil* ou *carpelle?*

R. C'est l'organe femelle, l'organe reproduc-teur ; il est formé de feuilles modifiées plus profondément ; la réunion des carpelles forme le gynécée, tantôt monocarpellé, tantôt polycarpellé; il est au centre de la fleur, il se compose de cinq parties : 1º l'ovaire, 2º le trophosperme, 3º l'ovule, 4º le style, 5º le stygmate.

81. **D.** Qu'est-ce que l'*ovaire?*

R. Cavité renflée qui forme la base du carpelle et s'attache sur le receptacle quelquefois par une partie rétrécie, podogyne. L'ovaire apparaît à l'extrémité du réceptacle, autour de l'ovule, sous forme d'une cupule dont l'extrémité supérieure se rejoint en forme de style; cette paroi ovarique présente encore les éléments suivants de la feuille : tissu cellulaire et fibro-vasculaire recouvert d'épiderme dont l'extérieur a des stomates. Lorsque l'ovaire est uni-carpellé, il est toujours uni-loculaire *mais il peut être pluri-ovulaire*; quand l'ovaire est poli-carpellé, il peut être uni-loculaire si les carpelles se sont soudées bord à bord ; mais cependant c'est alors qu'il est le plus souvent multi-loculaire, parce que chaque carpelle s'est replié pour faire une loge complète par ses bords recourbés et s'est rapproché du carpelle voisin ; il y a généralement dans ce cas autant de loges que de carpelles.

82. D. Qu'est-ce que le *placenta* ou *trophosperme ?*

R. Ce sont les vaisseaux qui, insérés sur les sutures des carpelles, dont ils ne font que prolonger le tissu vasculaire, supportent par leur extrémité libre les ovules auxquels ils apportent les sucs.

83. D. Qu'est-ce que le *funicule ?*

R. On appelle ainsi les vaisseaux du trophosperme qui supportent l'ovule.

84. D. Qu'appelle-t-on placenta pariétal, basilaire, central ?

R. Quand il s'attache sur les parois de l'ovaire il est pariétal, il est basilaire quand il s'attache à la base, il est central quand il est inséré au centre pour rayonner vers la circonférence.

85. D. En combien de parties divise-t-on l'ovule ?

R. En cinq parties qui sont de dehors en dedans : la primine, la secondine, la nucelle, le sac embryonnaire et la vésicule embryonnaire ; la primine et la secondine présentent une ouverture nommée micropyle.

86. D. Par quoi est formé le *micropyle ?*

R. Par l'endostome et l'exostome qui sont les ouvertures de la primine et de la secondine ou nucelle.

87. D. Qu'est-ce qui marque la base de l'ovule et qu'est-ce qui marque son sommet ?

R. C'est le hile qui marque la base de l'ovule et c'est le micropyle qui marque le sommet.

88. D. Qu'appelle-t-on *chalaze ?*

R. C'est le point qui répond sur la tunique interne d'une graine à l'insertion du cordon ombilical.

89. D. Qu'est-ce que la *tercine* ou *nucelle ?*

R. C'est la troisième enveloppe de l'ovule ; elle renferme le sac embryonnaire, elle est fermée de toutes parts, elle adhère à la secondine vis-à-vis la chalaze.

90. D. Que trouve-t-on dans l'intérieur du sac embryonnaire ?

R. A son sommet, vis-à-vis le micropyle, existe un filet nommé ligament suspenseur auquel est suspendu la vésicule embryonnaire.

91. **D.** Qu'est-ce que la *vésicule embryonnaire?*

R. C'est une simple cellule remplie d'un liquide visqueux et transparent.

92. **D.** Qu'est-ce que le *style ?*

R. C'est la partie effilée du carpelle qui surmonte l'ovaire ; il est formé d'un tube qui a
la structure de la paroi ovarique à qui il
fait suite ; à l'intérieur se trouve un tissu
cellulaire lâche nommé tissu *conducteur*.

93. **D.** Qu'est-ce que le *stygmate?*

R. C'est la partie renflée plus ou moins lobée
qui termine le style. C'est du tissu cellulaire hernié ; sa surface est humide glandulaire.

94. **D.** Combien y a-t-il de stygmates ?

R. Il y a autant de stygmates que de carpelles.
Si le stygmate est unique, il y autant de
carpelles qu'il y a de lobes au stygmate.

95. **D.** Les styles sont-ils égaux au nombre des
carpelles ?

R. Oui, quelquefois, mais le plus souvent il

n'y a qu'un seul style pour plusieurs carpelles.

96. **D.** Comment se fait la *fécondation ?*

R. Au moment où le pollen est complètement développé , il distend les loges des anthères qui s'ouvrent et laissent échapper le pollen dont une partie se dépose sur le stygmate, soit parce que les étamines sont plus élevées et plus lourdes, soit que le vent emporte une partie du pollen, soit que la *spiricule* des anthères se détendant favorise l'éjaculation, soit que les insectes transportent le pollen. Le pollen humecté par le stigmate se gonfle, sa membrane extérieure se rompt, l'endhyménine s'allonge en boyau pollinique, pénètre comme un coin entre les cellules du stigmate, parcourt le style au moyen du tissu conducteur, pénètre dans l'ovaire, puis dans l'ovule par le micropyle jusqu'au sac embryonnaire, et se colle sur le ligament suspenseur de la vésicule et la féconde.

97. **D.** Quelles sont les suites de la fécondation ?

R. La fleur se transforme en fruit, les enveloppes florales se flétrissent ; il en est de même des étamines et du stigmate. L'ovaire reste et se transforme en fruit ; on retrouve dans le fruit l'enveloppe ovarique devenue péricarpe ; l'ovule fécondé devient graine ; le trophosperme s'atrophie.

98. D. Qu'est-ce que le *fruit ?*

R. C'est l'ovaire fécondé. Sa base est au point d'attache sur le réceptacle ; son sommet est à la cicatrice d'insertion du style, la ligne fictive s'étendant de la base au sommet est l'axe ou columelle.

99. D. De combien de parties se compose un fruit ?

R. De deux parties, une partie enveloppante, *péricarpe*, et une partie enveloppée, la *graine.*

100. D. Comment appelle-t-on le fruit, si le péricarpe est entièrement charnu ?

R. C'est une *baie* (raisin, groseille).

101. D. Si l'intérieur du péricarpe est ligneux, comment s'appelle-t-il ?

R. C'est une *drupe* (cerise, abricot, pêche).

102. D. Qu'est ce qu'une *noix ?*

R. C'est une drupe dont le mésocarpe n'est
pas comestible et est coriace et peu épais
(amande, noix, cocotier).

103. D. Comment divise-t-on le péricarpe?

R. En trois couches, l'épicarpe, le sarcocarpe
ou mésocarpe et l'endocarpe (partie li-
gneuse du noyau).

104. D. Comment divise-t-on les fruits?

R. En fruits *secs* et en fruits *charnus*.

105. D. Qu'est-ce qu'un fruit *sec*?

R. C'est celui dont le péricarpe est sec, dur,
mince et cassant.

106. D. Comment divise-t-on les fruits secs?

R. En déhiscents et indéhiscents; déhiscents
ceux qui s'ouvrent d'eux-mêmes quand ils
sont mûrs, indéhiscents quand ils ne s'ouvrent pas d'eux-mêmes.

107. D. Donner un exemple de fruit sec indéhis-
cent?

R. L'akène du sarrasin, la noisette, le ca-
riopse du blé — les fruits secs indéhiscents
sont monospermes — les fruits déhiscents
sont polyspermes.

108. **D.** Comment se divisent les fruits secs déhiscents?

R. En deux espèces : le *follicule*, fruits à une
seule loge contenant plusieurs graines, **et**
dont le péricarpe s'ouvre en une seule
valve par une fente longitudinale (pied
d'alouette, éllébore) ; *la gousse*, une seule
loge, contenant une seule rangée de graines
et s'ouvrant en deux valves (haricot, **pois)** ;
les fruits secs déhiscents sont polyspermes.

109. **D.** Comment se fait la déhiscence des fruits
secs composés?

R. La déhiscence présente trois modes principaux : la déhiscence *loculicide*, **quand**
chacune des loges s'ouvre par le milieu le
long de la nervure dorsale (capsule de lis).
La déhiscence *septicide,* quand le péricarpe
s'ouvre par la disjonction des cloisons qui
se dédoublent (capsule de digitale). **La**
déhiscence *septifrage*, quand les valves se
séparent sans entraîner les cloisons qu
restent libres (pomme épineuse). La déhiscence *valvicide* a lieu par le soulèvement

d'une valve (pavot), *porricide*, quand elle se fait par un petit trou.

110. D. A quel genre de fruit appartient la nèfle ?

R. Aux drupes.

111. D. Qu'est-ce qu'une *silique* ?

R. Un fruit sec déhiscent à deux valves, séparées par une cloison longitudinale et dont les graines sont attachées aux deux sutures.

112. D. Qu'est-ce que le *silicule* ?

R. C'est un fruit semblable à la silique, qui a la même disposition, seulement presque aussi large que long.

113. D. A quelle plante appartient la silique ?

R. Aux crucifères (giroflée, chou, cresson).

114. D. A quelle famille appartient le follicule ?

R. Aux renonculacées.

115. D. A quelle famille appartient la gousse ?

R. Aux légumineuses.

116. D. Qu'est-ce que la pyxide ?

R. C'est un fruit sec, uniloculaire, globuleux, qui s'ouvre par le milieu ; on l'appelle boîte à savonnette.

117. D. A quelles plantes la pyxide appartient-elle ?

R. Au mouron rouge ou pourpier, à la jusquiame.

118. D. Quels sont les fruits qu'on appelle des
baies?

R. Ce sont des fruits entièrement charnus,
tels que : groseille, raisin, les hespérides
ou oranges, la grenade, le melon ou pépo-
nide, la pomme ou melonide, coloquinte·

119. D. Qu'est-ce que le *nuculaire?*

R. C'est un fruit charnu qui contient plusieurs
petits noyaux ; exemple : le fruit du sureau,
du lierre, du nerprun.

120. D. Qu'appelle-t-on *sorose?*

R. Fruit constitué par la réunion de plusieurs
fruits soudés par leur base en une seule
masse, de manière à simuler une baie mamelonnée; exemple : le fruit du mûrier
et celui de l'ananas.

121. D. Qu'est-ce que la *fraise?*

R. C'est la réunion de petits akènes sur un
réceptacle devenu charnu; c'est le réceptacle que l'on mange.

122. D. Qu'est-ce que la *framboise?*

R. C'est un fruit composé d'une réunion de

drupes ou fruits charnus; ce sont les drupes que l'on mange.

123. **D.** Qu'est-ce que la *figue?*

R. Un sycône formé par un involucre charnu dont la surface intérieure concave présente une cavité close qui renferme des fleurs, qui, à la maturité, le transforment en autant de petites drupes enveloppées par le réceptacle.

124. **D.** De quoi est composé le cône de pin ?

R. Il est composé de bractées réunies en cône à l'aisselle, desquelles sont des akènes.

125 **D.** Qu'est-ce que l'ananas ?

R. C'est une sorose constituée par la réunion de plusieurs baies soudées par leur base, de manière à simuler une base mamelonnée.

126. **D.** Qu'est-ce que l'on mange dans la figue ?

R. C'est le réceptacle devenu charnu et rempli de petites drupes à l'intérieur.

127. **D.** De quoi est composée la *graine?*

R. D'une partie enveloppante accessoire, l'épisperme, et d'une partie principale enveloppée, l'embryon.

128. **D.** D'où provient le périsperme ?

R. Du développement des membranes de l'ovule, la primine et la secondine.

129. D. D'où vient l'embryon ?

R. Du développement de la vésicule embryonaire.

130. D. Qu'est-ce que l'arille ?

R. C'est le développement du podosperme ou trophosperme qui se prolonge sur la graine et la recouvre.

131. D. Que se passe-t-il dans l'ovule après la fécondation ?

R. La vésicule se cloisonne en deux cellules, puis chacune de ces deux cellules en deux cellules, et dans cette masse apparaît l'embryon avec son axe et ses cotylédons, tandis que toutes les membranes deviennent de l'albumen.

132. D. Combien le périsperme a-t-il de couches ?

R. Deux couches : le testa et le tegmen.

133. D. Par quoi l'endosperme ou albumen est-il formé ?

R. Il est formé d'une masse de fécule, de matière azotée, de graisse. Cette fécule est destinée à être saccharifiée pour que le suc soluble nourrisse l'embryon ; l'endosperme est le bagage nutritif jusqu'à ce que l'embryon ait une racine et des feuilles ; il est à l'embryon de la graine ce que le blanc d'œuf est à l'embryon de l'œuf.

134. D. Qu'est-ce que la graine ?

R. C'est l'ovule fécondé. On retrouve, à la base, le tube par lequel elle s'attache au péricarpe ou trophosperme. Au sommet, on trouve lemycropyle. Si l'axe est droit, la graine est orthotrope. S'il est recourbé ou réfléchi, la graine est anatrope ; elle est dressée quand elle s'attache au fond du péricarpe, ascendante quand elle s'attache à sa partielatérale, renversée quand elles'attache au sommet du péricarpe, suspendue quand elle ale micropyle en bas.

135. D. Toutes les graines ont-elles un endosperme ou albumen.

R. Non. Toutes n'ont pas d'endosperme ou d'albumen ; ainsi les orchidées sont apérispermées. S'il existe un albumen, l'embryon est dit endospermique ou albuminé, et la graine périspermée (grain de blé.)

136. D. De quoi est composé l'embryon?

R. D'un axe et d'appendices que de Jussieu a nommés cotylédons.

137. D. De quoi sont composés les cotylédons?

R. Ils sont composés comme l'albumen de fécule; le rôle des cotylédons est le même que celui de l'albumen, seulement leur développement est inverse. Dans le haricot, les cotylédons sont très-développés, il n'y a pas besoin d'endosperme ou albumen; dans le blé et les grains, le cotylédon est corné, petit, il y a une masse d'albumen ou endosperme, et la graine est appelée endospermique.

138. D. Comment divise-t-on les végétaux?

R. En monocotylédons, dicotylédons et acotylédons.

139. D. Qu'appelle-t-on feuilles séminales?

R. Ce sont les feuilles cotylédonaires.

140. D. A quelle partie de l'embryon les cotylédons sont-ils attachés?

R. A la tigelle.

141. D. Qu'appelle-t-on feuilles primordiales?

R. Ce sont celles qui sont données par la

gemmule qui, au moment de la germination, s'élève au-dessus du sol.

142. D. Qu'est-ce qu'un cotylédon hypogée ?

R. Quand les cotylédons restent sous la terre
où ils se flétrissent, l'on dit que le cotylédon est hypogée, épigée, au contraire,
quand il verdit sous l'influence de l'air et
de la lumière au-dessus de la terre.

143. D. Qu'est-ce que la *germination* ?

R. C'est l'ensemble des phénomènes qui ac-
compagnent le développement de la graine
et son passage à l'état de plantule.

144. D. Quelles sont les conditions extérieures in-
dispensables à la germination de la graine ?

R. Il lui faut l'action de l'eau, de l'air et de la
chaleur. L'humidité ramollit l'épisperme,
et l'air peut alors pénétrer dans la graine.
L'eau a pour effet de gonfler l'embryon,
d'hydrater, la fécule pour la transformer
en sucre. Pour cela la fécule emprunte
deux molécules d'eau ; elle était C^{12}, H^{10},
O^{10}, elle devient C^{12}, H^{12}, O^{12}.

145. D. A quoi sert l'air ?

R. Il sert à transformer l'albumen en ferment, et sert à la respiration du bourgeon.

146. D. A quoi sert la chaleur ?

R. A transformer l'albumen en sucre au moyen de la diastase.

147. D. Que faut-il du côté de la graine pour qu'elle germe ?

R. Il faut qu'elle soit mûre et de l'année, qu'elle ne soit pas altérée.

148. D. Quels sont les phénomènes qui ont lieu pendant la germination ?

R. La fécule est transformée en sucre ; il y a formation d'acide carbonique, production de chaleur et d'électricité ; l'embryon lance sa radicule dans le sol, et sa gemmule et ses feuilles dans l'air.

149. D. Qu'est-ce que la *coléorrhize* ?

R. C'est un étui de tissu cellulaire qui enveloppe la radicule de l'embryon de certains monocotylédons.

§ 2. — Taxonomie.

150. D. Qu'est-ce que la taxonomie ?

R. C'est l'étude des classifications.

151. D. Combien y a-t-il de classifications?

R. Trois : celle de Tournefort, celle de Linnée, et celle de Jussieu.

152. D. En quoi consistait la classification de Tournefort?

R. Il divise les végétaux en herbes et en arbres. Les herbes sont pétalées ou apétalées ; les pétales sont simples ou multiples, monopétales, polypétales. Les monopétales et les polypétales sont réguliers ou irréguliers.

153. D. En quoi consiste la classification de Linnée ou le système sexuel de Linnée.

R. Il est basé sur les organes reproducteurs. Il divise les végétaux en vingt-quatre classes, et divise ensuite chaque classe en plusieurs ordres ; les ordres se divisent en genres, et les genres en espèces ; les classes sont rangées d'après le nombre des étamines, les ordres d'après le nombre des pistils ; les genres sont rangés d'après la ressemblance des fruits ; les espèces ont pour caractère de se reproduire perpétuellement avec les mêmes caractères.

154. D. Quelle différence y a-t-il entre un système
et une méthode?

R. Le système classe les êtres d'après les ressemblances qu'ils offrent par un caractère
exclusif, à l'exclusion de tous les autres.
La *méthode* est une classification basée sur
l'ensemble des ressemblances que présentent les êtres par toutes les parties qui les
constituent. Les systèmes font des ordres,
des classes ; les méthodes font des *familles*.
La méthode, en outre, est basée sur la
subordination, d'après l'importance des
faits.

155. D. Quel est le caractère essentiel du premier
embranchement de Jussieu?

R. Il le cherche dans l'embryon ; il divise les
végétaux d'après l'existence, l'absence ou
le nombre des cotylédons, ou : cotylédo-
nés, monocotylédonés et dicotylédonés.

156. D. Comment Jussieu divise-t-il les dicotylédonés?

R 1° D'après l'existence, l'absence ou le
nombre des pétales, dicotylédons apétales,
dicotylédons monopétales, dicotylédons po-

lypétales. Ensuite, d'après l'insertion des étamines, il divise les dicotylédons apétales en trois classes : épistaminie, péristaminie, hypostaminie; les dicotylédons monopétales, en quatre classes : hypocorollie, péricorollie, synanthérie, corysantérie; les dicotylédons polypétales, en trois classes : épipétalie, hypopétalie, péripétalie; une dernière classe, la diclinie, renferme toutes les plantes unisexuées ou diclinées.

157 D. En combien de classes divise-t-il les végétaux?

R. En quinze classes.

158. D. Comment divise-il les monocotylédons?

R. En trois classes : monohypogynie, monoépigynie, monopérigynie.

§ 3. — Questions sur les familles les plus usitées en médecine.

159. D. Quels sont les champignons les plus usités en médecine?

R. L'agaric blanc, l'agaric amadouvier *agent hémostatique*, et l'ergot de seigle, *excitateur hémostatique*.

160. D. Quels sont les lichens dont on se sert en médecine ?

R. Le lichen d'Islande, *émollient tonique amer*, l'orseille, *avec quoi l'on fait le tournesol*.

161. D. Quelles sont les fougères les plus usitées ?

R. La fougère mâle, dont on se sert de la racine comme *anthelminthiques* ; la capillaire du Canada, *béchique*.

162. D. Quelles sont les graminées les plus usitées ?

R. La canne de Provence, *antilaiteux*, canne à sucre *édulcorant*, le chiendent, l'orge, le riz, *émollients*.

163. D. Quels sont les colchicacées les plus usitées ?

R. Le colchique d'automne, *diurétique antigoutteux*, l'ellébore blanc, *drastique*, succédané, ellébore noire (renonculacées).

164. D. Quels sont les palmiers les plus usités ?

R. Le dattier, dont le fruit est *expectorant*, le sagou, *émollient analeptique*, le sang-dragon, *astringent*.

165. D. Quels sont les liliacées les plus usitées ?

R. La scille, *diurétique* ; l'aloès, *drastique*. On

trouve encore dans cette famille le lis, l'ail, la ciboule, l'oignon.

166. D. Quelles sont les asparaginées les plus usitées?

R. L'asperge, *diurétique* ; salsepereille, *sudorifique et dépuratif.*

167. D. Quelles sont les iridées les plus usitées?

R. L'iris de Florence et le safran, *emména-
gogues.*

168. D. Quelles sont les orchidées les plus usitées ?

R. La vanille et le salep.

169. D. Quelles sont les conifères les plus usitées :

R. Abies excelsa, qui fournit la poix de Bourgogne, le pinusmaritima qui fournit la
térébenthine, la sabine *emménagogue.*

170. D. Quelles sont les euphorbiacées les plus
usitées ?

R. L'euphorbe, le ricin, le croton-tiglium,
drastiques, le tapioka, la mercuriale *laxatif,*
le caoutchouc, le buis.

171. D. Quelles sont les polygonées les plus usitées ?

R. Sarrasin, bistorte, *astringents ;* rheum-pal-

matum, rhubarbe, *purgatif;* la patience,
sudorifique.

172. **D.** Quelles sont les laurinées les plus usitées?

R. Laurus camphora, camphre *antispasmo-*
dique, le sassafras *sudorifique.*

173. **D.** Quelles sont les labiées les plus usitées?

R. La menthe, le thym, la mélisse, la sauge,
la lavande, l'hysope; toutes ces plantes sont
excitantes.

174. **D.** Quelles sont les scrofulariées les plus usitées?

R. La digitale pourprée, *contre-stimulant,* la
gratiole, *purgatif,* bouillon blanc, *expecto-*
rant.

175. **D.** Quelles sont les gentianées les plus usitées?

R. La gentiane *tonique-amer* et la petite cen-
taurée également.

176. **D.** Quelles sont les jasminées les plus usitées?

R. L'olivier et le fraxinus rotundifolia qui
donne la manne, *laxatifs.*

177. **D.** Quelles sont les strychnées les plus usitées?

R. La fausse angusture, — le strychnos, nux
vomica,— noix vomique, et lignatia amara

fève de saint Ignace, *excitants du système
cerébro-spinal.*

178. D. Quelles sont les solanées les plus usisées?

R. Le tabac, la belladone, la jusquiame, le datura, la morelle, *stupéfiants*, la pomme de terre, la tomate, l'aubergine, la douce-amère.

179. D. Quelles sont les plantes les plus usitées de la famille des apocinées?

R. Le laurier-rose, poison *nartico ácre*, la pervenche, *anti-laiteux.*

180. D. Quelles sont les rubiacées les plus usitées?

R. Le café, *excitant*, la garance, — l'ipeca-cuanhã annelé, *vomitif*, le quinquina jaune, *fébrifuge*, et le quinquina rouge et gris, *toniques.*

181. D. Quelles sont les composées ou synantherées les plus usitées?

R. L'armoise, *emménagogue*, la chicorée, *tonique amer*, la grande absinthe, *vermifuge*, semen contra, *anthelminthique*, l'arnica, *excitant nerveux*, la camomille, *tonique stimulant.*

182. D. Quelles sont les ombellifères les plus usitées ?

R. La ciguë officinale ou grande ciguë, **conium
maculatum**, — la ciguë vireuse ou aqua-
tique, — la petite ciguë, *stupéfiants*, l'assa-
fœtida, — gomme ammoniaque, *antispas-
modiques*, — l'anis vert, — le persil.

183. D. Quelles sont les cucurbitacées les plus usitées ?

R. La coloquinte, — la bryone, *drastiques*.

184. D. Quelles sont les légumineuses les plus
usitées ?

R. Séné, *purgatif*, — la casse, *laxatif*, — co-
pahu, — baume de tolu, *expectorant*, cachou
astringent, gomme arabique, l'indigo, me-
lilot reglisse.

185. D. Quelles sont les rutacées les plus usitées ?

R. La rue, *emménagogue*, — gaïac, *sudorifique*,
quassia-amara, *tonique*.

186. D. Quelles sont les malvacées les plus usitées ?

R. Cacaoyer, — cotonnier, — la guimauve, —
la mauve, *émollients*.

187. D. Quelles sont les cariophyllées les plus usitées ?

R. La saponaire, *sudorifique*, l'œillet rouge, *excitant*.

188. D. Quelles sont les crucifères les plus usitées ?

R. Cresson, coqueléaria, raifort, moutarde noire, *antiscorbutiques*.

189. D. Quelles sont les papavéracées les plus usi-tées?

R. Le pavot blanc, papaver somniferum al-bum, *narcotique*, le coquelicot, papaver réas, *calmant*.

190. D. Quelles sont les renonculacées les plus usitées.

R. L'ellebore noire, *drastique*, l'aconit napel, *stupéfiant*.

191. D. Quelles sont les polygalées les plus usitées?

R. Le ratania, *astringent*, et le polygala, *exci-tant*.

192. D. Quelles sont les rosacées les plus usitées ?

R. Le coing, le pêcher, l'amandier, laurier-ce-rise ou laurier amande, *calmant*, le cousso, *tœnifuge*, la rose de Provins, la benoite, *astringents*.

193. D. Quelles sont les convolvulacées les plus usitées ?

R. La scammonée d'Alep, convolvulus scammonea, le jalap, convolvulus jalapa, la turbith, *drastiques*.

194. D. Quelles sont les cupulifères les plus usitées?

R. Le quercus infectoria (noix de galle), *astringent*.

195. D. Quelles sont les pipéritées les plus usitées ?

R. Le poivre noir et le poivre cubèbe, *excitants*.

§ 4. — Décrire les caractéres principaux des familles les plus usitées en médecine.

196. D. Quels sont les caractères principaux des *liliacées?*

R. Plantes hermaphrodites, périanthe coloré à 6 divisions, 6 étamines hypogynes, 3 pistils, capsule à 3 loges, à déhiscence septicide, plantes bulbeuses.

197. D. Caractère des *asparaginées?*

R. Fleurs hermaphrodites ou dioïques, périanthe à 6 divisions colorées, 6 étamines hypogynes, une baie, 3 styles, un rhizome.

198. D. Caractère des *conifères ?*

R. Le fruit est un cône, arbres ou arbustes rési-

neux à feuilles persistantes, fleurs unisexuées, fleurs mâles en chaton, fleurs
femelles en cône, 3 tribus : les taxinées, les
cupressinées et les abiétinées.

199. D. Quel est le caractère de la tribu des
abiétinées ?

R. Fleurs femelles en cône écailleux, 2 pistils
renversés à la face inférieure de chaque
écaille, à laquelle ils sont adhérents.

200. D. Quel est le caractère des *amentacées* ?

R. Fleurs unisexuées en chaton, arbres des
forêts, ovaire libre, simple ou rarement
multiple, fleurs femelles solitaires, en faisceaux ou en chatons, munis d'écailles ou
d'un périgone.

201. D. Comment est le fruit des cupulifères ?

R. Ce sont des glands, exemple : glands de
chênes, noisettes.

202. D. Quel est le caractère des *urticées ?*

R. 4 ou 5 sépales, 4 ou 5 étamines, un nombre variable de pistils, fruit composé, cône
de houblon.

203. D. Quel est le caractère des *euphorbiacées ?*

R. Gynécée à 3 carpelles, formant un ovaire

à 3 loges, dont chacune contient une ovule, capsule à **3** valves triloculaires, graine variée, présente une enveloppe crustacée, *résine âcre très-drastique*, fleurs unisexuées monoïques, excepté la mercuriale, qui est dioïque et l'euphorbe qui est hermaphrodite, 5 ou 10 étamines, plantes charnues, riches en suc laiteux, irritant, par résine. Ricin, croton tiglium.

204. **D.** Caractère du ricinus communis?

R. Fleurs monoïques à 5 sépales, pas de pétales ni de glandes, étamines nombreuses, anthères, monoloculaires, graine du volume d'une fève, gris jaspée, aplatie d'un côté.

205. **D.** Comment est le crotone tiglium?

R. Graine rougeâtre cuivrée, avec angles longitudinaux.

206. **D.** Caractère de la famille des *laurinées*?

R. Herbes ou arbrisseaux, feuilles persistantes, 6 sépales, 5 étamines.

207. **D.** Caractère des *daphnées*?

R. Fleurs hermaphrodites, 8 à 10 étamines, 4 ou 5 pétales.

208. **D.** Caractère des *polygonées*?

R. Fruit polygonal, inflorescence en grappes, fleurs petites, verdâtres, composées d'un calice à 5 ou 6 sépales, étamines épigynes 5, 6, 9, ovaire, infère, unicarpellaire et uniloculaire contenant un seul ovule, plantes herbacées creuses, feuilles alternes les stipules engaînent la tige.

209. D. Caractère des *solanées* ?

R. Fleurs hermaphrodites, calice monopétale à 5 dents, corolle monopétale, 5 étamines insérées sur le tube de la corolle hypogine, pistil formé de 2 carpelles, ovaire à 2 loges avec trophospermes, baie ou capsule.

210. D. Que renferment toutes les solanées :

R. Un alcaloïde stupéfiant.

211. D. Caractère des *scrofulariées*, ou personnées, ou antirrhinées ?

R. Fleurs hermaphrodites, corolle monopétale à 5 lobes irréguliers, étamines didynames, anthères biloculaires insérées sur le tube de la corolle, ovaire à 2 loges avec 2 gros trophospermes, capsule, feuilles opposées.

212. D. Caractère des *labiées ?*

R. Fleurs hermaphrodites, monosépales à 5

dents, corolle monopétale à 5 divisions par-
tagée en 2 lèvres, étamines didynames, anthères biloculaires insérées sur le tube de
la corolle, gynécée à 4 carpelles, ovaire à 4
loges contenant chacune un ovule, pistil
qui descend presque sur le réceptacle, fruit
tétrakene , tige carrée, fleurs en épis verticillées.

213. D. Caractère des *borraginées ?*

R. Fleurs hermaphrodites régulières, calice
monosépale à 5 dents, corolle monopétale
à 5 divisions, rotacée ou tubulée, 5 étamines égales insérées sur le tube de la corolle,
ovaire à 4 loges contenant chacune un
ovule, fruit tétrakene, feuilles alternes
hérissées de poils, fleurs en cîme.

214. D. Caractère des *gentianées ?*

R. Hermaphrodites, régulières, calice monosépale à 5 divisions, corolle monopétale, 5
étamines insérées sur le tube hypogynes,
ovaire à une loge, 2 trophospermes pariétaux avec graines multiples, feuilles opposées.

215. D. Caractère des *strychnées ?*

R. Fleurs régulières hermaphrodites, calice et corolle à 5 divisions, ovaire libre, fruit follicule ou baie.

216. D. Caractère des *convolvulacées ?*

R. Fleurs hermophrodites, solitaires, calice et corolle à 5 divisions, 5 étamines sur le tube de la corolle, ovaire biloculaire, capsule, tige volubile.

217. D. Caractère des *cucurbitacées ?*

R. Fleurs unisexuées, monoïques, composées d'un calice monosépale à 5 divisions, fleurs régulières, 5 étamines dans les fleurs mâles libres, monadelphes ou triadelphes, infertiles dans les fleurs femelles et insérées autour de l'ovaire, le fruit est une baie.

218. D. Caractère des *composées* ou *synanthérées ?*

R. Fleurs réunies sur un réceptacle commun et entourées d'un involucre de plusieurs folioles. — Chaque fleur offre un calice adhérent à l'ovaire dont le limbe se présente sous la forme de poils, corolle monopétale insérée au sommet de l'ovaire tantôt régulière à 5 dents, *fleurons* tantôt dejetés, en languette *demi-fleuron* , 5 étamines, anthères réunies en un tube qui donne passage au style, akene.

219. D. En combien de tribus divise-t-on les com-
posécs ?

R. En trois tribus d'après le capitule : 1rᵉ tribu, capitule composé de fleurons seulement, flosculeuses ou carduacées ; 2e tribu, composée de demi-fleurons seulement, semiflosculeuses ; 3ᵉ tribu composée de fleurons et de demi-fleurons, corymbifères ou radiées.

220. D. Quel est le caractère des *rubiacées* exotiques?

R. Calice monosépale à 5 dents, corolle monopétale régulière à 5 divisions, 5 étamines épigynes, anthères biloculaires, ovaire infer, biloculaire, capsule à 2 graines, feuilles stipulées ou verticillées.

221. D. Décrire les *ombellifères* ?

R. Fleurs hermaphrodites, réceptacles creux, 5 étamines libres alternant avec pétales, akene double réni par columel, feuilles découpées, celles de la base n'ont pas de gaîne, bractées autour des ombelles et des ombellules.

4

222. D. Décrire les *rosacées ?*

R. Fleurs hermaphrodites, régulières, réceptacle concave, calice à 5 dents, 5 pétales,
étamines nombreuses insérées sur le calice,
fruit syncarpé, feuilles stipulées.

223. D. Quelles sont les tribus des rosacées ?

R. Elles sont nombreuses : 1° les drupacées ;
2° les pommacées ; 3° les fragariées ; 4° les
agrimoniées ; 5° les rosinées ; 6° les spi-
réacées.

224. D. Décrire les *légumineuses ?*

R. Fleur hermaphrodite, calice à cinq sépales,
corolle papillionacée, 10 étamines diadelphes, ovaire à une seule loge, contenant
un ou plusieurs ovules, gousse, avec une
série de graines sans albumen ; feuilles
composées et stipulées.

225. D. Caractère des *crucifères ?*

R. Corolle à 4 pétales, en croix, alternant avec
étamines tétradynames et hypogynes ; le
pistil se compose de 2 carpelles intimement
soudés ; le fruit est une silique à deux loges,
séparées par une fausse cloison ; les graines
sont dépourvues de périsperme ; 6 glandes,

dont 4 en dehors des grandes étamines et
2 en dedans des petites; feuilles non stipulées.

226. D. Décrire les *papavéracées ?*

R. Fleurs solitaires composées de deux sepales
concaves et caduques, 4 pétales disposés
en 2 verticiles, étamines nombreuses hypogynes à anthères biloculaires, ovaire
uniloculaire, placentas pariétaux, fruit
capsule.

227. D. Quel est le caractère du *pavot blanc?*

R. Il a la fleur blanche, les graines blanches,
la tête longue et volumineuse; on retire de
la graine l'huile d'œillette; on retire aussi
du pavot blanc l'opium, en faisant une incision transversale à la capsule encore
verte.

228. D. Quel est le caractère des *malvacées?*

R. Fleurs hermaphrodites, calice double à
5 divisions, corolle à 5 pétales, soudées
à leur base, étamines nombreuses, monadelphes, ovaire libre surmonté de plusieurs stygmates, capsule, feuilles stipulées.

229. D. Caractère des *renonculacées?*

R. Fleur axillaire solitaire, calice à 5 sépales, corole à 5 pétales, étamines nombreuses, hypogynes, ovaire uniloculaire, follicule ou capsule.

230. D. Quel est le caractère des *polyalées?*

R. Trois pétales, 3 sépales, 6 étamines, 3 pistils.

231. D. Décrire la famille des *rutacées?*

R. Fleurs composées d'un calice à 5 sépales, 5 pétales, 10 étamines, 5 carpelles; fruit déhiscent, feuilles alternes, décomposées, sans pétiole.

232. D. Décrire les *fougères?*

R. Végétaux cryptogames composés de filaments constitués par des cellules articulées bout à bout, se reproduisant par des spores ou corpuscules reproducteurs logés dans de petites cellules ou thèques groupées sur la surface inférieure des feuilles.

CHAPITRE II

ZOOLOGIE MÉDICALE.

—

§ 1er. — Zoologie générale.

233. D. Qu'est ce que la zoologie?

R. C'est l'histoire naturelle des animaux.

234. D. Qu'est-ce qu'un animal?

R. C'est un être vivant, fortement azoté, pourvu d'une cavité digestive, doué de locomotilité et de sensibilité.

335. D. Combien y a-t-il d'espèces de tissus?

R. Quatorze : 1º tissu adipeux; 2º épidermique; 3º osseux; 4º cartilagineux; 5º fibro-cartiligneux; 6º cellulaire; 7º fibres en noyaux; 8º fibres élastiques aplaties; 9º fibres musculaires; 10º tissu tubuleux; 11º tissu membraneux ou de membrane propre des glandes; 12º globules rouges; 13º globules blancs; 14º tissu musculaire.

4.

236. D. Qu'est-ce qu'un système ?

R. La réunion des mêmes tissus, c'est-à-dire un ensemble de parties ayant la même structure et qui concourent à la même fonction.

337. D. Qu'appelle-t-on systèmes simples et systèmes composés ?

R. Les systèmes simples sont formés d'un seul tissu ; les tissus composés sont formés de plusieurs tissus.

338. D. Donner des exemples de systèmes ?

R. 1° Le système adipeux ou l'ensemble des cellules graisseuses ; 2° le système épidermique ou épithélial ; 3° le système corné, pileux ; 4° le système pigmentaire ; 5° le système tégumentaire, peau, chorion de la peau et des muqueuses ; 6° le système cellulaire ; 7° le système nerveux ; 8° le système séreux ; 9° le système fibreux élastique ; 10° le système cartilagineux ; 11° le système osseux ; 12° le système musculaire ; 13° le système glandulaire ; 14° le système artériel ; 15° le système ca-

pillaire; 16º le système érectile; 17º le
système lymphatique.

239. D. En résumé, que trouve-t-on dans l'écono-
mie des animaux?

R. 1º Système sanguin; 2º système nerveux,
centre de perception auxquels les sens apportent l'impression même de l'extérieur;
3º le système musculaire; 4º le tissu gélatineux, qui engendre de la gélatine pour
former les os et les cartilages; 5º le tissu
fibreux; 6º le tissu adipeux.

240. D. Qu'est-ce qu'un appareil?

R. C'est une réunion d'organes de structure
différente qui concourent à la même fonction : dans l'appareil il y a donc unité fonc-
tionnelle et physiologique; dans le système
il y a unité anatomique et fonctionelle.

241. D. Quels sont les organes de l'appareil de locomotion ?

R. Ce sont des organes actifs, muscles; des
organes passifs, squelette osseux et central
dans la profondeur des parties molles.

242. D. Où est situé le squelette des annelés ?

R. Le squelette est extérieur. C'est un dermatosquelette à l'intérieur duquel se trouvent les muscles.

243. D. Les mollusques ont-ils un squelette?

R. Non, mais un épaississement de la peau nommé manteau ou coquille.

244. D. Quel est le nombre des pattes chez les différentes classes d'animaux?

R. Les vertébrés 4, les annelés plus de 4, les molusques pas, les membres sont remplacés par des tentacules ou appendices mous.

245. D. Combien y a-t-il de sortes d'appareils chez les animaux?

R. Sept: 1° l'appareil de la reproduction, conservateur de l'espèce; 2° appareil de relation; 3° appareil de sensibilité; 4° appareil de locomotion; 5° appareil de nutrition; 6° appareil de circulation; 7° appareil de respiration.

246. D. Comment se fait la reproduction?

R. Elle est *agame*, sans organes génitaux, ou bien avec des organes génitaux, et c'est alors qu'il y a reproduction générative.

247. D. Comment se fait la reproduction agame?

R. Elle se fait par gemmiparité et fissiparité;

la gemmiparité se fait par bourgeons, et la fissiparité par fractionnements.

248. D. Comment se fait la reproduction générative ?

R. Elle se fait par oviparité (oiseaux) ou par viviparité (mammifères). Dans la reproduction générative les sexes sont séparés sur 2 animaux ; les autres sont hermaphrodites.

249. D. Quels sont les appareils de relation ?

R. 1° Le centre nerveux de perception, cerveau avec moelle épinière chez les vertébrés; 2° centres ganglionnaires multiples chez les autres animaux.

250. D. En quoi consiste l'appareil de sensibilité ?

R. Sensibilité générale, peau. Spéciale, les organes des sens. Ces organes sont distincts et séparés dans les animaux supérieurs, mais dans les inférieurs un même organe des sens peut servir à plusieurs fonctions. La peau sert de tous les organes des sens dans les animaux inférieurs.

251. D. En quoi consiste l'appareil de la nutrition ?

R. Cet appareil, qui sert au développement

de l'animal, renferme plusieurs fonctions :
1° la digestion, qui élabore les matériaux ;
2° l'absorption, qui s'opère par les veines et les lymphatiques ; 3° la circulation, qui a pour but de transporter les matériaux à l'organe d'élaboration ; 4° la respiration ; 5° les sécrétions ; puis 6° la nutrition ou assimilation.

252. D. Comment se fait la digestion ?

R. Elle se fait par un tube à l'extrémité duquel se trouvent l'anus et la bouche, entre les deux des renflements dont le plus important est l'estomac. Sur le trajet des organes d'élaboration on trouve les glandes salivaires, le foie et le pancréas.

253. D. Qu'est-ce que l'absorption ?

R. C'est le passage des liquides digérés à travers la paroi des veines pour arriver dans le sang ; sorte de filtration.

254. D. En quoi consiste l'appareil de la circulation ?

R. La circulation se fait par des vaisseaux afférents qui apportent le sang veineux au cœur et aux poumons ; les vaisseaux afférents transportent le sang propre à la nutrition de l'organe respiratoire, en passant ou ne passant pas par le cœur pour aller dans tous les organes.

255. D. Combien l'appareil respiratoire offre-t-il de types?

R. 4 types distincts : tantôt un organe limité et rentré dans l'animal (poumon), tantôt un organe limité mais extérieur à la surface du corps (branchies), pour les poissons. C'est là que tout le sang veineux arrive et abandonne son acide carbonique, enfin tantôt c'est l'air qui va au-devant du sang par une série de tubes (trachées des insectes); pour ceux-ci le sang ne circule pas mais est dans des lacunes.

§ 2. — Classifications zoologiques.

256. D. Combien y a-t-il d'espèces de classifications des animaux?

R. 3. Il y a la classification de Lamarque, celle de Linnée et celle de Cuvier.

257. D. Sur quoi est basée la classification de Lamarque?

R. Sur les vertèbres. Il divise les animaux en vertébrés et invertébrés; les vertébrés se subdivisent en ceux qui ont un système cérébro-spinal central et les vertébrés qui ont un système ganglionnaire *sensible*. **Les** invertébrés ont un système nerveux rudimentaire *apathique*.

258. D. Sur quoi est basée la classification de Linnée ?

R. Sur le sang. Il divise les animaux en animaux à sang rouge et animaux à sang blanc; il subdivise les animaux à sang rouge en animaux à sang chaud et animaux à sang froid; il subdivise les animaux à sang chaud en ceux qui ont des mamelles et des mâchoires, *mammalia mammifères*, et ceux qui n'en ont pas, *aves* oiseaux. Il subdivise les animaux à sang froid en ceux qui ont des poumons, *amphibiens*, et ceux qui n'en ont pas, *pisces*. Il divise les animaux à sang blanc en ceux qui ont des antennes articulées, *insecta*, et ceux qui ont des tentacules molles, *vers*.

259. D. Sur quoi est basé le système de Cuvier?

R. Sur le système nerveux. Il les divise en animaux à système cérébro-spinal, à système ganglionnaire et rudimentaire ou nul. Les animaux à système cérébro-spinal sont les *vertébrés* ; les animaux à système ganglionnaire se subdivisent en animaux à ganglions épars, *mollusques*, et animaux à ganglions formant 2 chaînes, *annelés* ou *articulés* ; enfin en animaux à système ganglionnaire rudimentaire ou nul les *rayonnés* ou *zoophytes*.

§ 3. — Les vertébrés.

260. D. En combien de classes ont été divisés les vertébrés ?

R. En 5 classes : les mammifères, les oiseaux, les poissons, les reptiles, les amphibiens ou batraciens.

261. D. Quel est le caractère du système nerveux, chez les vertébrés ?

R. Système nerveux cérébro-spinal, renfermé dans la cavité osseuse, renflée en avant pou former la tête, la colonne vertébrale placée sur la ligne médiane, au-dessus du plan digestif.

262. D. Quel est le système osseux chez les vertébrés?

R. Un squelette central entouré de muscles et deux moitiés symétriques sur lesquelles s'appuient les membres : 4 membres, 2 antérieurs, 2 postérieurs.

263. D. Comment est la peau chez les vertébrés?

R. Sensible, couverte de poils, de plumes ou d'écailles.

264. D. Comment sont les organes des sens chez les vertébrés ?

R. Ils sont séparés pour chacun des sens.

265. D. Comment se fait la digestion chez les vertébrés ?

R. 2 mâchoires se mouvant suivant l'axe du corps, garnies de dents recouvertes de lèvres, mandibules ou bec. Anus postérieur.

266. D. Comment se fait la respiration chez les vertébrés?

R. Appareil respiratoire limité (poumons, branchies).

267. D. Comment se fait la circulation chez les
vertébrés?

R. Sang rouge ou coloré. — Circulation double
passant par le cœur; à deux cavités et système artériel ou afférent qui ne repasse
pas toujours par un cœur (poissons).

268. D. Comment se fait la génération chez les
vertébrés.

R. Génération *ovipare ou vivipare*, par des
sexes toujours séparés.

Mammifères.

269. D. En combien d'ordres divise-t-on les mammifères?

R. La classe des mammifères se divise en 9
ordres: les bimanes, les quadrumanes, les
carnassiers, les marsupiaux, les rongeurs,
les édentés, les pachydermes, les ruminants, les cétacés. Les 6 premiers ordres
appartiennent au groupe des onguiculés,
les pachydermes et les ruminants au groupe
des ongulés, les cétacés au groupe des
ichthyoïdes.

270. D. Qu'est-ce qui caractérise l'ordre des bi-manes?

R. 2 mains aux membres thoraciques, le pouce opposé aux autres doigts, 3 espèces de dents, 8 incisives, 20 molaires, 4 canines; pas de saillie coxigienne, il est bimane et bipède. — Angle facial ouvert, 85 degrés. — Intelligence.

271. D. Quelle est la différence entre les singes de l'ancien et du nouveau continent.

R. Ceux de l'ancien continent ont 32 dents, les yeux dirigés en avant, les narines séparées par une cloison mince, 10 molaires à chaque mâchoire, des callosités aux fesses. Ces singes sont les orangs, les chimpanzés, les gibbons, les macaques. — Ceux du nouveau continent ont 36 dents, 12 molaires à chaque mâchoire, les yeux dirigés obliquement, les narines écartées et séparées par une cloison épaisse. Point de callosités aux fesses, la plupart ont une queue prenante avec laquelle ils se suspendent aux branches (les sapajous, sakis, ouistitis).

272. D. Qu'est-ce qui caractérise l'ordre des carnassiers?

R. Ils sont onguiculés, ils ont trois espèces de dents, les canines dépassent les autres; l'arcade zygomatique est très écarté de la tête, le condyle est oblong transversalement, tube digestif court, le cervelet n'est plus recouvert par le cerveau.

273. D. Combien le chat a-t-il d'incisives à chaque mâchoire?

R. 6, ce qui lui fait en tout 36 dents.

275. D. En combien de tribus divise-t-on les carnassiers?

R. En trois grandes tribus : les chéiroptères, les carnivores et les insectivores.

275. D. Donner un exemple de chéiroptère.

R. La chauve-souris dont les membranes sont étendues en forme d'ailes.

276. D. Donner un exemple d'insectivore.

R. Le hérisson, la taupe, la musaraigne; ces animaux ont des pointes coniques sur les molaires.

277. Qu'est-ce qui caractérise la tribu des carnivores?

R. Ce sont leurs molaires à tubercules tran-
chants.

278. D. Comment divise-t-on la tribu des carnivores?

R. En 3 familles : les plantigrades (ours), les
digitigrades (chat) et les amphibies qui renferment 2 genres, le genre morse et le
genre phoque.

279. D. En quoi les plantigrades diffèrent-t-ils des
digitigrades?

R. C'est qu'ils appliquent sur le sol toute la
plante de leurs pieds, tandis que les digitigrades ne marchent que sur l'extrémité de
leurs doigts.

280. D. Quels sont les différents genres qu'on trouve
dans la famille des digitigrades?

R. Les genres: chat, chien, hyènes, martres,
civettes.

281. D. Par quoi est caractérisée la troisième famille des carnivores, les amphibies?

R. C'est que leurs doigts sont réunis, palmés,
ramés ; exemple : phoques et morses.

282. D. Qu'est-ce que la civette, vivera civeta?

R. C'est un animal carnassier qui produit une

matière musquée au moyen de 2 glandes périnéales situées entre l'anus et l'orifice génital; on trouve ces 2 glandes dans les 2 sexes; elles s'ouvrent de deux côtés dans une rainure médiane. Cette matière onctueuse et brune est antispasmodique.

283. D. Décrire l'ordre des *rongeurs?*

R. Ce sont des mammifères onguiculés qui ont les pattes de derrière plus longues (rat, souris, lièvre); ils n'ont que 2 sortes de dents, les molaires et les canines, qui s'avancent en avant de la mâchoire comme des incisives (*Baillon*). Ces dents repoussent à mesure qu'elles s'usent; les condiles de la mâchoire sont oblongs devant, en arrière les arcades zygomatiques très-rapprochées de la tête, le tube digestif très-long.

284. D. Quelle espèce de rougeur emploie-t-on en médecine?

R. C'est le castor du Canada, castor fiber, qui produit le castoreum, double glande prépuciale placée entre le gland et le prépuce; elle est allongée, aplatie, 7 à 8 centimètres de long ; les glandes des 2 côtés étant réunies par une partie rétrécie qui lui donne la forme de bissac, elle renferme une matière brune, visqueuse à l'état frais, pulvérulente plus tard. Si elle est ancienne, elle contient en outre de la matière azotée et grasse, un principe aromatique (l'acide phénique) et de l'ammoniac. Le castoreum s'emploie comme antispasmodique de l'utérus.

285.　D. Quel est le caractère des ruminants ?

R. Membres à sabots doubles ou ongulés, le tarse allongé pour former la jambe, os du *canon* ; la cuisse est formée par le tibia, point de clavicules ; dents de deux sortes, molaires et incisives ; pas de canines ; à la place un intervalle nommé *barre* ; il n'y a des incisives qu'à la mâchoire inférieure.

286.　D. Comment est l'estomac des ruminants ?

R. 4 estomacs : les 2 premiers sont la panse et le bonnet, qui ne servent pas à la digestion et communiquent avec l'œsophage, qui se continue sous la forme d'une gouttière jusqu'au feuillet, lequel communique à son tour avec la caillette. C'est dans ces

2 derniers estomacs que se fait la chymi-fication.

287. D. En combien de familles a-t-on divisé l'ordre des ruminants ?

R. En 4 familles, d'après la présence ou l'absence des cornes, d'après leur nature.

Ces 4 familles sont : 1° les caméliens ruminants, sans cornes et sans bois ; chameaux, le lama et le genre chevrotain ; 2° les élaphiens ; ce sont tous les ruminants à cornes pleines et caduques, tels que cerf, renne, chevreuil ; 3° les camélopordiens, qui ont des cornes pleines, persistantes, et couvertes d'une peau velue (*girafes*) ; 4° les *tauriens*, cornes creuses, nues, persistantes (*bœufs, moutons*).

288. D. A quelle famille appartient le chevrotin ou porte-musc, moschus moschiferus ?

R. Le genre chevrotin appartient à la famille des caméliens.

289. D. Où est située la glande qui produit le musc ?

R. C'est une glande abdominale située en avant du prépuce et en arrière de l'om-

bilic; cette glande est arrondie, hémisphérique, recouverte de poils, longue de
6 centimètres, large de 4 centimètres;
épaisse de 2 centimètres.

290. D. Dans quel pays trouve-t-on ce ruminant?

R. Au Thibet, au Tonquin.

291. D. Comment est le musc?

R. Quand il vient d'être extrait, il est brun,
visqueux, et pulvérulent plus tard.

292. D. Quel est son usage?

R. On l'emploie contre l'atonie, le délire,
50 centigrammes à 2 grammes.

293. D. De quoi est formée la corne de cerf?

R. De phosphate de chaux, aussi l'employa-
t-on longtemps dans le cas de dyssenterie,
sous forme de décoction blanche de Sy-
denham.

294. D. Qu'obtient-on en distillant la corne de
cerf?

R. Le produit de la distillation est du carbonate d'ammoniac concret ou sel volatil de
corne de cerf; la partie restée liquide est
l'huile volatile de corne de cerf, formée de
carbonate d'ammoniac et de goudron.

295. D. Décrire l'ordre des pachydermes ?

R. La peau est dure (l'éléphant, l'âne), les membres garnis de sabots 1 à 5, le tarse allongé en canon, pas de clavicule, ils n'ont que des incisives et des molaires, herbivores, un seul estomac, et ne ruminent pas ; on les divise en 3 tribus, qui sont les proboscidiens, qui ont une trompe et des défenses. Les fissipèdes qui n'ont ni trompe ni défenses, et 2, 3, 4 sabots, jamais ni 5 ni 1 : l'hippopotame, le rhinocéros, tapir, cochon. Les solipèdes, ni trompe, ni défenses, un seul sabot : cheval, âne, zèbre.

296. D. Quelle différence y a-t-il entre l'éléphant d'Afrique et celui de l'Inde ?

R. Celui d'Afrique a de grandes oreilles et la tête busquée ; celui de l'Inde, a les oreilles petites et la tête aplatie.

297. D. Quel est le caractère de l'ordre des cétacées ?

R. Ils ont le corps en forme de poisson, la queue horizontale au lieu d'être verticale ; il ont tous les caractères des mammifères, — des mamelles, une génération vivipare, respiration par poumons, quoique vivants dans l'eau; ils viennent à la surface pour respirer l'air. L'ordre des cétacés comprend deux familles : les cétacés herbivores (vache-marine, lamentins); les cétacés ichtyophages, tels que le genre dauphin, baleine, cachalot. Les dauphins ont la tête proportionnée avec le corps, tandis que les autres ont la tête disproportionnée.

298. D. Combien la baleine et le cachalot ont-ils de vertèbres cervicales?

R. 6 vertèbres cervicales.

299. D. La baleine et le cachalot ont-ils des dents?

R. Non. Le cachalot a des dents et la baleine des fanons. Les cétacés herbivores ont des dents à la mâchoire supérieure.

300. D. Quels sont les produits importants qu'on retire de la baleine?

R. Le blanc de baleine, matière blanche, grasse, combustible, qui existe dans la tête du cachalot, macrocéphalus, au-dessus du cerveau. Cette matière est liquide pendant la vie. — La seconde matière est l'ambre gris, qui se trouve dans l'intestin; cette

matière est composée d'une graisse ambroi-
sée, elle est du poids de 50 à 500 grammes,
elle flotte sur l'eau. Ces masses sont grises
et musquées, succédanées du musc.

301. **D.** Quels sont les produits fournis par les
mammifères à la médecine?

R. Le musc, le castoréum, la civette, l'ambre
gris, le blanc de baleine et la corne de
cerf.

302. **D.** Quel est le caractère de l'ordre des édentés?

R. Ce sont des mammifères onguiculés, mais
dont les doigts sont palmés, ce qui les rend
très-lents (tardigrades, tatou, pangolin).
Ils n'ont pas de dents, ou qu'une seule espèce, jamais en avant, que des molaires en
arrière de la mâchoire.

303. **D.** Quel est le caractère de l'ordre des marsupiaux ou didelphiens?

R. C'est d'avoir deux matrices, une interne
ou se développe l'œuf, et une poche externe,
marsupiale, qu'ils portent dans l'abdomen
et au fond de laquelle sont les mamelles, elle
est attachée à un double os marsupial qui
s'étend de l'os du pubis au sternum. Cette

poche sert à loger les petits pendant les premiers temps de leur naissance.

304. D. Qu'est-ce que les monotrèmes?

R. Autrefois rangés parmi les édentés, Geoffroy-Saint-Hilaire en a fait un ordre à part. — Ils sont onguiculés, édentés, et ont un bec de canard, les pieds palmés (l'*ornithorynque*). Les *échidnés* ont le bec en gouttière, l'ornithorynque l'a entier. L'ornithorynque porte en dehors de la cuisse une poche à venin dont le canal secréteur descend jusqu'à l'ergot.

Oiseaux.

305. D. Qu'est-ce qu'un oiseau?

R. C'est un vertébré ovipare à sang chaud et à respiration pulmonaire.

306. D. Quels sont ses caractères généraux?

R. Corps couvert de plumes, squelette profondément modifié, 4 doigts, 3 en avant et le pouce en arrière, le tarse allongé pour former la jambe, tantôt nu, tantôt emplumé, les ailes sont formées d'un humérus, d'un radius et d'un cubitus, avec un seul doigt qui est un métatarsien ; 22 vertèbres cervicales très-mobiles, ainsi que le coccix, les vertèbres dorsales sont immobiles et soudées aux côtes ; en avant le sternum est soudé aux côtes, il forme le bréchet qui a 2 faces latérales et une apophyse nommée carène, l'œil très-développé avec une membrane clignotante qui occupe l'angle interne de l'œil. — Le nerf optique très-volumineux, le cerveau ne présente plus que des vestiges d'hémisphèresanƒs circonvolutions, sans corps calleux. — Les mâchoires sont transformées en mandibules.

307. D. Combien les oiseaux ont-ils d'estomacs ?

R. Le jabot qui n'est qu'une dilatation de l'œsophage, le ventricule succinturié et le gésier qui a des parois épaisses.

308. D. Combien la femelle a-t-elle d'ovaires ?

R. Un seul ovaire et les mâles ont deux testicules.

309. D. Où s'ouvre l'oviducte ?

R. Dans l'intestin ou cloaque,

310. D. Comment est la circulation chez les oiseaux?

R. Élle est double, complète, avec un cœur à 4 cavités, 2 cavités droites ou veineuses, 2 gauches ou artérielles; il n'y a pas mélange des deux sangs dont la température est de 40 à 44°. Globules elleptiques, les poumons sont sans plèvre. — Diaphragme incomplet, 9 sacs aériens; 1 thoracique, 4 diaphragmatiques, 2 abdominaux et 2 cervicaux.

311. D. En combien d'ordres divise-t-on les oiseaux?

R. En 6 ordres, d'après le bec et les pattes : 1er ordre, rapaces, qui se divisent en 2 familles, diurnes et nocturnes : ces animaux ont le bec recourbé et pointu; 2e les passereaux, pattes et bec faibles; 3e les grimpeurs, 2 doigts en arrière, l'externe et le pouce, les deux autres en avant; 4e les gallinacés; 5e les échassiers; 6e les palmipèdes.

312. D. Comment reconnaît-on un gallinacé?

R. Parce qu'il a les narines recouvertes d'une

écaille cartilagineuse et que leurs doigts
sont réunis à leur base par un repli membraneux.

Reptiles.

313. D. Qu'est-ce qu'un reptile ?

R. C'est un vertébré ovipare à sang froid et à
respiration pulmonaire.

314. D. Les batraciens sont-ils des reptiles ?

R. Autrefois ils appartenaient à la classe des
reptiles, on les en a séparés pour en faire
une classe intermédiaire, parce qu'ils respirent par des bronches dans le jeune âge
et qu'ils respirent plus tard par des poumons ; d'ailleurs, ils subissent une métamorphose.

315. D. Caractères généraux des reptiles.

R. Corps couvert d'écailles, cœur à 3 cavités,
1 ventricule et 2 oreillettes, mélange de
sang noir et rouge projeté au cerveau, de là,
peu d'activité.

316. D. En combien d'ordres divise-t-on les reptiles ?

R. 3 ordres : les chéloniens, les sauriens et les

ophidiens ; les chéloniens sont des reptiles à peau écailleuse, sans métamorphose, ayant 4 membres et une carapace. — Les sauriens sont des reptiles à peau écailleuse, ayant 4 membres, mais ils n'ont pas de carapace. — Les ophidiens ont une peau écailleuse et pas de membres.

317. **D.** En quoi les chéloniens diffèrent-ils des autres reptiles ?

R. En ce qu'ils ont un double bouclier, carapace et plastron. Ils ne font entrer l'air dans les poumons que par un mouvement de déglutition : cœur à 4 cavités, le sang est mélangé parce que la cloison des ventricules est percée. Les mâchoires sont cornées.

318. **D.** Combien y a-t-il d'espèces de tortues ?

R. 3 espèces, d'après leurs pattes ; les pattes des tortues de mer sont à doigts palmés ; les tortues d'eau douce ont les doigts palmés, mais libres à leur extrémité, et la tortue de terre a les doigts complétement libres.

3.9. **D.** Quels sont les animaux qui appartiennent à l'ordre des sauriens ?

R. Les lézards, les crocodiles, les caïmans, les caméléons et les orvets. Tous ces animaux sont carnivores ; ils ont tous, à l'exception du crocodile, 2 oreillettes et un ventricule ; le crocodile a 2 oreillettes et 2 ventricules comme les oiseaux et les mammifères ; ils ont 4 membres.

320. D. Quel est le caractère des ophidiens ?

R. Corps dépourvu de membres, cœur à 3 cavités, l'un des 2 poumons est rudimentaire, la langue bifurquée, 2 à 300 vertèbres, côtes flottantes, en avant, par suite de l'absence du sternum.

321. D. Comment divise-t-on les serpents ?

R. En 2 tributs : serpents non-venimeux et venimeux. Les serpents venimeux sont caractérisés par la présence de 2 crochets canaliculés ; au serpent venimeux appartiennent les espèces vipères, serpents à sonnettes d'Amérique, et les trigonocéphales. — Les serpents non venimeux sont dépourvus de crochets, les boas et les couleuvres.

322. D. Comment est l'appareil à venin de la vipère ?

R. C'est une glande située entre les pterygoïdiens externe et interne, à la mâchoire supérieure derrière l'œil ; cette glande déverse son venin dans une dent à crochet qui est canaliculée.

323. D. Comment reconnaît-on la morsure d'une vipère ?

R. Parce qu'elle a 2 trous plus gros que les autres ; ces trous ont été produits par les crochets.

324. D. Caractère distinctif entre la couleuvre et la vipère.

R. La queue de la vipère se sépare du reste du corps par un rétrécissement subit, tandis que la queue se continue sans démarcation chez les couleuvres. — La vipère présente 2 rangées de taches noires sur le dos et une rangée de taches ardoisées sous le ventre ; la vipère a le cou parfaitement marqué, dessiné, supportant une tête triangulaire et aplatie ; la couleuvre n'a pas de cou et la tête est oblongue ou busquée, enfin la vipère a 2 crochets à la mâchoire supérieure et la couleuvre pas.

325. D. Combien distingue-t-on d'espèces de vipères?

R. La petite vipère qui a une plaque pentago-
nale sur la tête, la vipère commune, l'aspic,
qui n'a pas d'écailles pentagonales derrière
les narines, mais 2 bandes noires réunies
en V sur la tête.

326. D. Le venin ingéré par l'estomac produit-il des
accidents?

R. Non; du reste, la morsure de la vipère n'est
pas mortelle : la mort en est rarement la
suite.

327. D. Que faut-il faire après avoir été mordu?

R. Pratiquer la succion; appliquer de l'ammoniaque, faire une ligature serrée sur le
membre, appliquer des ventouses scarifiées,
caùtériser au fer rouge.

Amphibiens.

328. D. Quel est le caractère de la 4e classe des vertébrés, les amphibiens?

R. Les amphibiens ou batraciens ont le corps
nu, sans écailles, 4 membres à l'âge adulte,
le cœur a 3 cavités, 2 oreillettes commu-

niquant entre elles et un ventricule (cœur veineux); la respiration se fait par les poumons et la peau; ils subissent des métamorphoses.

329. D. Quelles sont les métamorphoses que subissent les batraciens ?

R. A l'état jeune, ils sont à l'état de têtard, tout le corps allongé comme celui d'un poisson, dépourvu de membres et d'organes génitaux ; ils respirent par des branchies, mais plus tard ils perdent leur queue, et prennent des poumons.

330. D. Quels sont les batraciens qui conservent leurs poumons et leurs branchies?

R. Ce sont les protées.

331. D. Comment divise-t-on les amphibiens?

R. En deux groupes ou tribus; ceux qui sont pourvus de queue : salamandre, protée, sirène, et ceux qui en sont dépourvus : grenouille et crapaud.

Poissons.

332. D. Quels sont les caractères généraux de la 5e classe des vertébrés, les poissons?

R. Ce sont des animaux à sang froid et à respiration branchiale, dont le corps est couvert d'écailles aplaties, queue verticale ou
nageoire caudale; 2 nageoires pectorales
insérées à l'épaule; 2 nageoires abdomi-
nales insérées, tantôt sous le ventre (poissons abdominaux) ou près de l'épaule subbrachiens (Baillon); si elles manquent, ils
sont dits apodes; 3 nageoires impaires : la
queue, la nageoire anale placée au-dessous de la queue et une dorsale.

333. D. Comment est le système nerveux des poissons?

R. 2 séries de ganglions, d'avant en arrière,
forment le cerveau; le ganglion optique
est plus développé, le nerf optique ainsi
que l'œil sont très-développés.

334. D. Comment sont les organes des sens?

R. L'œil est gros, il a un cristallin convexe, la
cornée plane, pas de paupières, l'oreille,
peu compliquée, se borne à l'oreille interne
seulement, le nerf olfactif est très-développé, la bouche garnie de dents, ils ont un
cloaque.

335. D. Comment se fait la respiration?

R. Par des branchies qui ont une surface extérieure comme une muqueuse, et dans laquelle le sang qui les traverse est mis en
communication avec l'air dissout dans
l'eau.

336. D. Combien y a-t-il de sortes de branchies?

R. Deux formes, tantôt en lames découpées
sur leurs bords, branchies en peigne (pec-
tinée branches), *raie*, *carpe* ; ou bien elles
sont en faisceaux, en houppes (lophobranches), *lamproie*. Ces branchies sont placées
sur les côtés de la tête, à la place du cou,
attachées à des arcs insérés sur l'os ioïde.

337. D. Comment s'ouvrent les branchies?

R. En avant, elles s'ouvrent dans la bouche,
en arrière, par les ouïes ; l'eau qui entre
par la bouche sort par les ouïes. Les branchie ont besoin d'être humectées, sans quoi
elles se dessèchent et le poisson meurt.

338. D. Comment se fait la circulation chez les
poissons ?

R. Le cœur a deux cavités, c'est un cœur
droit, cœur veineux ; il reçoit le sang par

les veines caves et le projette aux branchies par l'artère branchiale, qui se subdivse en deux, un pour chaque branchie; le sang se réunit sur un grand vaisseau placé sous la colonne, c'est l'artère dorsale des poissons, où se réunissent les vaisseaux sans passer par les poumons. L'artère dorsale et l'artère branchiale étant renflées, on a cru qu'ils avaient 4 cavités au cœur.

339. D. Le thorax est-il séparé chez les poissons de l'abdomen?

R. Non.

340. D. Comment se fait la génération chez les poissons?

R. Par oviparité. Les femelles sont remplies d'œufs; les mâles ont leur testicules remplis de laitance, la fécondation se fait après la ponte.

341. D. Sur quoi est basée la 1re division des poissons?

R. Sur l'état osseux ou cartilagineux du squelette. On les divise donc en 2 classes : 1o les poissons osseux ; 2o les poissons cartilagineux ou chondoptérygiens.

342. D. Comment divise-t-on les chondroptérygiens ou poissons cartilagineux ?

R. En 3 ordres. Ont-ils des branchies fixes et adhérentes ? *Sélaciens :* requin, la raie. branchies libres, lamelleuses, *Sturonien :* esturgeon. Leurs mâchoires sont-elles soudées ensemble pour former une ouverture circulaire disposée pour la succion ? *Cyclostomes :* la lamproie.

343. D. En combien d'ordres divise-t-on les poissons osseux ?

R. En 6 ordres : 1er les malacoptérygiens abdominaux ; 2e les malacoptérygiens subbrachiens ; 3e les malacoptérygiens apodes ; 4e les lophobranches ; 5e les plectognates ; 6e les acanthoptérygiens.

344. D. Que contient l'huile de foie de morue ?

R. Contient une matière grasse, de la bile, des principes minéraux, iode et phosphore; contre rachitisme et scrofule. On en distingue 3 sortes : l'huile blanche qui s'écoule spontanément ; l'huile brune qui s'obtient en chauffant à 50 degrés et l'huile noire

ou rouge, en soumettant l'huile à l'ébulli-
tion.

345. D. Quelle est la plus active ?

R. L'huile noire.

346. D. Qu'est-ce que la colle de poisson ?

R. C'est une colle qui provient de la vessie natataire du grand esturgeon acipenser ; cette poche est placée sous la colonne et munie d'un canal qui aboutit à l'œsophage. On la soumet au lavage, on la coupe en feuilles que l'on fait sécher. Deux sortes de colles en lame et en lyre, enfin on fait de la colle de poisson en tablettes, en sou` mettant à la décoction les nageoires et les intestins. On en fait des gelées au 30e. Elle sert au collage des vins.

347. D. Qu'offre de remarquable la torpille ?

R. Sur les deux côtés de la tête, en avant, sont deux masses formées par des prismes horizontaux, coupés en cellules par des cloisons verticales qui sont remplies d'un liquide salin et albumineux. Ces deux appareils communiquent entre eux par un nerf qui vient du 4e lobe du cerveau. Cet appareil est un appareil électrique qui donne des décharges intermittentes et qui vont en diminuant d'intensité. La tête de ce poisson est électrisée positivement par rapport à la queue.

§ IV. — Les annelés ou articulés

3ί8. D. Caractères généraux des articulés ou annelés ?

R. Corps composé d'anneaux qui forment un dermatosquelette extérieur ; pas moins de 6 pattes chez les insectes, 8 chez les arachnides, 10 chez les crustacés, un nombre illimité chez les miriapodes. Les membres sont formés d'articles. Le système nerveux se compose de 2 chaînes de ganglions latéraux, placés au-dessous du tube digestif. La première paire nommée cérébroïde, placée, à la tête au-dessus de l'entrée du tube digestif est la plus grosse, et forme le collier œsophagien, ainsi nommé parce qu'il enveloppe l'œsophage — L'organe des sens le plus développé est l'œil. — La mâchoire

s'ouvre latéralement ou bien c'est un suçoir.
— L'anus est inférieur et non postérieur. - La
respiration se fait au moyen de branchies,
ou bien au moyen de trachées, ou bien par
la peau, ou bien par des poumons. — La
circulation se fait soit par un cœur, soit par
des vaisseaux rétractiles. Le sang est généralement blanc.

349. D. En combien de classes divise-t-on les articulés ?

R. En 5 classes, d'après le nombre des pattes :
6 pattes, insectes ; 8, arachnides ; 10 au
moins, crustacés. — Un nombre indéfini,
myriapodes ; pas de pattes, annélides.

Insectes.

350. D. Qu'est-ce qu'un insecte ?

R. C'est un articulé à 6 pattes qui a 2 anthè-
nes, souvent des ailes , qui respire par des
trachées, et qui est soumis à des métamorphoses. Les insectes ont le corps divisé en
trois segments, la tête, le thorax et l'abdomen.

6.

351. D. Par quoi est formée la tête des insectes ?

R. Elle est formée de quatre anneaux portant chacun une pièce de l'appareil masticateur, les yeux et deux antennes articulées.

352. D. Par quoi est formé le thorax ?

R. Il est formé de trois anneaux : le proto, le méso et le métathorax. Chaque anneau est formé de demi-anneaux l'un supérieur et l'autre inférieur, à leur jonction se trouve l'orifice des stigmates. L'arc inférieur est formé de trois pièces, le sternum, et sur les côtés les épisternums, à l'articulation du sternum et de l'épisternum sont attachées les pattes, trois pattes de chaque côté, la première insérée sur le protothorax.

353. D. De combien de parties sont composées les pattes des insectes.

R. De quatre parties : la hanche, la cuisse, la jambe, le tarse qui est formé de deux articles et plus.

354. D. Où est insérée la première paire d'ailes ?

R. A l'union des tergum et des épimères au mésothorax. La deuxième paire est insérée sur le métathorax.

355. D. De quoi sont composées les ailes?

R. De nervures et de membranes, ce qui a fait
donner le nom à 2 classes d'insectes ailés :
les névroptères (demoiselles), les hymenop-
tères (abeilles); tantôt les ailes sont écailleuses, lépidoptères (papillons).

356. D. Par quoi est formé l'abdomen des insectes?

R. De 7 anneaux réunis par des membranes
sur les côtés où sont les stigmates.

357. D. Comment est le système nerveux des insectes?

R. Il est formé d'une double chaîne de ganglions sous-intestinaux, les cérébroïdes
dont les plus antérieurs sont placés au-
dessus de l'entrée de la bouche, réunis entre eux par le collier œsophagien. Ces premiers président aux organes des sens; les
autres qui sont reliés entre eux par des
filets, se rendent aux différents organes.

358. D. A quoi servent les antennes ?

R. Ce sont les organes d'olfaction et de toucher,
parce que c'est à leur base que se rendent les nerfs cérébroïdes ; mais, pour Du-

méril, l'olfaction se fait à l'entrée du stigmate.

359. D. Combien d'espèces d'yeux ont les insectes ?

R. Deux espèces, les simples et les composés ou à facettes : qui les premiers, ont reçu le nom de stemmate, sont au nombre de 3 et disposés en triangle sur le sommet de la tête.

360. D. Qu'est-ce que les yeux composés ou à facettes ?

R. C'est une réunion d'yeux où chaque facette terminale, de forme exagonale, correspond à un axe oculaire ; à chaque facette aboutit une partie transparente ; au-dessous une partie colorée, choroïde ; au-dessous un renflement nerveux, qui est la terminaison d'un filet nerveux ; enfin, ces filets nerveux se réunissent pour donner des ramifications moins nombreuses qui sont des divisions du nerf optique. Les dyptères n'ont que 2 yeux composés, tandis que tous les tetraptères ont à la fois des yeux simples et composés.

361. D. Décrire l'appareil mandicateur.

R. Il est tantôt broyeur, tantôt suceur. Le

broyeur est formé de 6 pièces : 1 labrum supérieur et labrum inférieur; 2 mandibules et 2 maxillaires, ces 2 maxillaires fonctionnent seuls latéralement ; les mâchoires sont munies de palpes maxillaires pour le goût, et le labrum inférieur est accompagné de palpes labiaux ; le labrum supérieur est porté par le 1er anneau, le labrum inférieur par le 4e, les mandibules par le 2e et les mâchoires par le 4e anneau de la tête.

362. D. Comment est l'appareil mandicateur chez les suceurs ?

R. Il est composé d'un suçoir, tantôt raide, tantôt mou ; il y a en outre des soies qui sont les différentes pièces transformées de l'appareil broyeur, d'après Savigny.

363. D. Comment est l'appareil digestif chez les insectes ?

R. Il se compose d'un jabot, d'un ventricule chilifère et d'un gosier ; autour du ventricule chilifère est placé le foie, composé de grappes et de longs tubes ; l'intestin est court ; l'anus est à la face inférieure, et la

vulve de la femelle est un cloaque, orifice
ano-génital.

364. D. Comment se fait la circulation ?

R. Au moyen du grand vaisseau dorsal, qui
s'étend de la tête à l'extrémité opposée, ce
vaisseau se contracte comme le cœur

365. D. Comment se fait la respiration chez les
insectes ?

R. Elle se fait par des trachées, au moyen de
tubes qui se réunissent à l'infini, ces trachées s'ouvrent sur les parties latérales de
l'abdomen par des stigmates.

366. D. Comment se fait la reproduction ?

R. Par des sexes séparés. Le mâle est plus
petit que la femelle ; leur appareil sexuel
est composé de 2 testicules, formés de
2 grappes de tubes spermatiques ; tous ces
tubes aboutissent à un canal déférent qui
se renfle en une poche, puis en un canal
unique qui aboutit à l'orifice anal ; chez
les femelles, l'appareil diffère peu de celui
des mâles, ce sont 2 grappes sécrétant des
œufs, versés dans une trompe de chaque

côté, les **2** trompes se réunissent et constituent un vagin qui s'ouvre dans l'anus.

367. D. Quelle différence y a-t-il entre un piquant ou tarrière et un aiguillon?

R. C'est que l'aiguillon est rétractile (guêpe), et la tarrière ne l'est pas, la tarrière est destinée à faire des piqûres pour le dépôt des œufs, etc. (*Cynyps*).

368. D. Quelles sont les métamorphoses des insectes?

R. Ils sont ovipares, ils sortent de l'œuf à l'état de larve, de chenille, de ver, puis ils passent par l'état de chrysalide ou nymphe pour arriver à l'état d'insecte parfait. Ce n'est qu'à ce moment qu'ils peuvent se reproduire.

369. D. Comment divise-t-on les insectes, d'après le nombre de leurs ailes ?

R. En tétraptères, diptères et aptères : l'ordre des tétraptères se divise en coléoptères, orthoptères, hémiptères, hyménoptères et lépidoptères; les diptères se divisent en rhipiptères, diptères; les insectes aptères se divisent en thysanoures, parasites, cystaptères et suceurs.

370. D. A quel ordre d'insectes appartient le pou ?

R. A l'ordre des parasites.

371. D. A quel ordre appartiennent les puces ?

R. A l'ordre des suceurs.

372 D. Comment divise-t-on les coléoptères ?

R. En quatre tribus d'après le nombre des articles qui composent le tarse : les pentamères (hanneton, les scarabés, les vers luisants) ; les hétéromères (la cantharide); les tétramères (charançon, la calandre des blés); les trimères (la bête à Dieu ou coccinelle); les orthoptères (les perce-oreilles, les sauterelles).

373. D. Quels sont les insectes qui appartiennent à l'ordre des hémiptères ?

R. L'araignée d'eau, les pucerons, les cigales, la cochenille du nopal.

374. D. A quoi est dû le nom d'hémiptère ?

R. A ce que ces insectes ont 4 ailes; les inférieures sont complétement membraneuses, tandis que les supérieures sont moitié membraneuses moitié en élytre.

375. D. A quoi est dû le nom d'hétéromère?

R. Parce que ces insectes ont 5 articles aux

tarses des 4 pattes antérieures et 4 seulement aux 2 pattes de derrière.

376. D. A quel ordre appartient la cantharide?

R. Insecte de l'ordre des coléoptères, **des** hétéromères de la famille des trachélides, tribu des cantharidiens, meloé **vésicatoria** de Linnée. On trouve ces insectes sur les arbres de la famille des jasminées, **frêne**, lilas. Cet insecte est long d'un centimètre à 2 cent., large de 5 millimètres, les élitres d'un vert doré, les tarses et antennes noirs, une odeur forte, le contact vésicant, à cause de la cantharidine, matière insoluble dans l'eau, soluble dans l'alcool et les huiles, puis une huilé volatile qui lui donne son odeur, elle contient des matières grasses, vertes.

377. D. Où trouve-t-on la cantharidine?

R. Surtout dans l'abdomen.

378. D. Comment récolte-t-on la cantharide?

R. Le matin ou le soir, quand elles dorment et que la rosée rend leurs ailes pesantes, on secoue les branches et on les fait tomber sur un drap, on les soumet à la

7

vapeur de vinaigre, après, on les sèche à l'étuve et on les met dans des bocaux pour les soustraire à la lumière.

379. D. A poids égal, les cantharides vermoulues sont-elles aussi actives que celles qui ne le sont pas.

R. Elles sont aussi actives ; seulement quand elles sont vermoulues elles perdent de leur poids en sorte qu'il en faut plus.

380. D. En quoi le milabre diffère-t-il de la cantharide méloé ?

R. En ce que les antennes sont renflées en massue à l'extrémité et non égales comme celle du méloé, d'ailleurs cette cantharide est moins active.

381. D. Par quoi est produit le bruit que fait le grillon ?

R. Au frottement des ailes de l'insecte contre les pattes.

382. D. A quel ordre appartient la cochenille ?

R. A l'ordre des hémiptères, famille des gallinsectes ; elle est hémisphérique, concave dorsalement ; les mâles seuls sont ailés, les femelles sont aptères ; elles ont un bec

rostre pour organe masticateur. A l'aide de
cet appareil les femelles se fixent sur les
plantes jusqu'à la ponte ; à mesure qu'elles
pondent leurs œufs leur corps s'amincit et
l'insecte forme un toit, une enveloppe à
ses œufs sur lesquels il succombe. On
croyait autrefois que c'était nne graine. Le
coccus cacti vit au Mexique sur les naupoles.
La cochenille jaspée est la plus riche en
couleur.

383. D. Q'appelle-t-on kermès ?

R. C'est la cochenille du chêne vert, elle
sert à préparer le kermès analogue au car-
min.

384. D. Qu'est-ce que la cochenille laque ?

R. Insecte producteur de la résine laque ; la
femelle s'attache par son suçoir au croton
laxiférum, et par sa piqûre elle transmet
un suc laiteux qui enveloppe la cochenille
et se dessèche. La laque est donc une résine
remplie d'insectes qui la colorent en rouge.
La laque en bâtons est les rameaux du
croton couverts de larves ; on distingue

encore une laque en lame et laque en fil
c'est de la laque coulée et fondue.

385. **D.** Qu'est-ce qu'un hyménoptère ?

R. C'est un tétraptère dont les ailes supérieures sont membraneuses comme les inférieures, mais avec prédominance de la
partie membraneuse sur les nervures. 2 tribus : les hyménoptères térébrants, pourvus
d'une tarière, tel est l'insecte producteur
de la galle, cynips], et les hyménoptères
portent aiguillons, abeilles, guêpes, four-
mis.

386. **D.** Qu'est-ce que le cynips de la galle ?

R. C'est un insecte, une mouche d'un gris
jaunâtre ayant une tarière formée de
5 pièces ; c'est avec la tarière que la femelle
pique les jeunes feuilles du chêne du Levant
pour y déposer ses œufs. Autour de la ponte
se développe la noix de galle qui présente au centre une cavité unique où loge
la ponte, autour de cette cavité est une
couche d'amidon dont se nourrissent les
larves ; quand elle est épuisée, le ver
traverse la couche extérieure qui est du

tannin pour en sortir, voilà ce qui explique les trous. La galle d'Alep est hérissée d'inégalités, c'est la plus lourde, la plus riche en matière colorante; la galle de Smyrne est peu colorée, lisse à sa surface, légère : les chimistes la préfèrent à cause de son tanin; enfin il y a la galle de Hongrie.

387. D. Quelle est la seconde tribu des hyménoptères?

R. Les hyménoptères porte-aiguillon rétractile au lieu d'une tarière, ils font des piqûres : abeille, apis mellifica, la guêpe, le frêlon, le bourdon, la fourmi.

388. D. Combien y a-t-il de sortes d'abeilles?

R. 1° Une femelle, la reine, chargée de la ponte des œufs; 2° les mâles ou faux bourdons qui sont moins gros, dépourvus d'aiguillons et chargés de la fécondation ; 3° les ouvrières ou neutres sont des femelles sans vésicules copulatrices, elles ne pondent pas des œufs mâles; les ouvrières se partagent en 2 groupes, les ouvrières et les cirières.

389. D. Par quoi est produit la soie?

R. Par le bombix du mûrier, insecte lépido-
ptère nocturne, cette larve, à son 2e âge,
quand elle devient chrysalide, se file une
coque qui est la soie, elle présente 2 glandes en avant du tube digestif qui sécrètent
une gomme par 2 trous rapprochés de la
lèvre inférieure. Ces 2 fils étant très-mous se
collent de manière à donner un fil à 2 brins ;
elle s'y enveloppe pour faire un cocon,
puis elle en sort à l'état d'insecte ailé après
avoir pondu dedans.

390. D. Comment se fait la morsure du cousin ?

R. Au moyen d'un suçoir composé d'une
trompe fendue à sa partie supérieure, excepté à la partie terminale ou elle forme un
anneau complet. Dans cette gonttière qui
représente la lèvre inférieure existent 5
stylets.

391. D. A quel ordre appartient le pou ?

R. A l'ordre des parasites, première section
des insectes aptères ; le pou a une trompe
molle dans laquelle sont 2 paires de soie.
Ses œufs sont des lentes, ils se reproduisent vite. Un ménage de poux donne nais-

sance à 18,000 poux ; il y a plusieurs
espèces de poux, le pou de tête, le pou du
pubis, qui a le thorax aplati, les pattes
plus développées et armées de crochets.

392. D. A quel ordre appartient la puce.

R. A l'ordre des suceurs, ce sont des aptères
qui ont un suçoir raide dans lequel se
trouve 2 stylets.

Arachnides.

393. D. Quel est le caractère des arachnides ?

R. 4 paires de pattes, pas d'ailes ni antennes.
— Un céphalo-thorax qui porte 4 à 8 yeux
simples, un appareil masticateur formé de
2 mâchoires et 2 mandibules ; les 4 paires
de pattes sont portées par la partie thoracique. — Pattes supplémentaires faisant
office de mâchoires. La respiration se fait
par des poumons (scorpions) ou par des trachées (araignées et faucheurs) ou par la peau
(arachnide de la gale).

394. D. Que pense Baillon des trachées et des poumons des arachnides ?

R. Il dit que ce sont des branchies.

395. D. Comment divise-t-on les arachnides ?

R. En arachnides trachéennes, l'araignée. — Arachnides pulmonaires, scorpion. — Arachnide à respiration tégumentaire, les mites ou acariens.

396. D. Qu'est-ce que le sarcopte de la gale?

R. C'est un insecte de la classe des articulés, ordre des arachnides, découvert par Ronaxi en 1832, au fond du sillon sous-épidermique et non dans la vésicule comme on l'avait cru jusqu'alors. Il a 4 paires de pattes, les 2 paires de pattes antérieures sont terminées par des ventouses, les postérieures sont effilées en pointe. La gale se creuse sa galerie en plusieurs fois et se fait plusieurs sillons, elle n'a pas d'yeux, la femelle ne pond qu'un œuf.

397. D. Pourquoi la gale se donne-t-elle la nuit ?

R. Parce que c'est la nuit que l'insecte se promène et pond.

398. D. Comment guérit-on la gale ?

R. En se frottant fortement avec les préparations soufrées.

Crustacés.

399. D. Comment divise-t-on les crustacés?

R. En 2 ordres : les malacostracés et les ento-
mostracés : les premiers ont 21 anneaux
incrustés de matière calcaire, les entomos-
tracés ont la peau mince et cornée.

400. D. Qu'appelle-t-on yeux d'écrevisse?

R. Ce sont 2 pierres de phosphate de chaux
ayant la forme de pupille d'yeux. On
trouve ces pierres dans l'estomac au moment de la mue ; quand la carapace est
tombée elles servent à former une nouvelle
carapace.

Annélides.

401. D. Qu'est-ce que la sangsue ?

R. C'est un articulé de l'ordre des annélides à
branchies, suceur et apode, qui se meut au
moyen de 2 ventouses placées aux deux
extrémités du corps, d'où son nom d'hiru-
do-apode puisqu'il n'a pas de membres. —
Le corps allongé, aminci en avant, 6 ban-

des ocreuses longitudinales sur le dos, le corps largement bordé de noir, le ventre jaunâtre, 95 anneaux, la peau composée de 3 ordres de fibres, des fibres longitudinales, des fibres circulaires et des fibres obliques ; cette disposition explique sa progression à l'aide de ventouses; 23 ganglions nerveux disposés en 2 chaînes sous-intestinales; 10 yeux disposés en demi-couronne; la bouche est située dans la ventouse antérieure ; au fond de cette bouche 3 mâchoires, la supérieure verticale, 2 inférieures latérales obliques qui portent 60 denticules.

402. D. Comment agissent les sangsues quand elles mordent.

R. Lorsque l'animal veut mordre il applique sa ventouse, fait le vide, un mamelon de la peau pénètre dans l'intérieur, les mâchoires coupent la peau qui présente une cicatrice triangulaire.

403. D. Quelle différence y a-t-il entre l'hirudo et l'hémopis ou sangsue du cheval ?

R. L'hirudo a le corps ferme, nettement annelé avec des anneaux mamelonnés sur les côtés

et des dents aiguës, l'hémopis au contraire
a le corps mou, moins annelé sans mamelons latéraux. Ses dents ne peuvent enta-
mer la peau d'un mammifère, mais elles
traversent les muqueuses, elles sont dange-
reuses parce qu'étant petites et filiformes, si
l'on boit de l'eau et si on les avale, elles se
fixent au pharynx, au nez, au larynx, se
gorgent de sang, deviennent énormes et
font périr d'hémorrhagie ; pour les détacher
on emploie l'eau salée.

404. D. Comment se fait la circulation chez les
sangsues ?

R. La circulation se fait par 4 grands vaisseaux longitudinaux, 2 latéraux qui se
contractent et contiennent du sang artériel
et 2 autres, l'un à la face dorsale et l'autre
à la face ventrale, remplis de sang veineux.
Pour M. Baillon, les vaisseaux latéraux
sont des cœurs.

405. D. Comment se fait la respiration chez les
sangsues ?

R. Par la peau et par des petites poches vési-
culeuses et non par des branchies.

406. D. Comment se fait la reproduction?

R. Chaque individu est porteur de 2 organes sexuels, l'un mâle, l'autre femelle, il ne peut pas se féconder lui-même; il y a donc accouplement et fécondation réciproque; l'orifice mâle existe à la face inférieure, entre le 27ᵉ et 28ᵉ anneau; l'orifice femelle existe entre le 32ᵉ et 33ᵉ anneau. L'accouplement ne peut avoir lieu que les animaux étant tête-bêche.

407. D. Qu'arrive-t-il après la fécondation de la sangsue?

R. Après la fécondation il se fait autour de la zone génitale une abondante sécrétion qui se dessèche en un manchon dans lequel elle pond ses œufs, puis elle se retire à reculons laissant libre l'orifice antérieur du manchon, puis ensuite elle ferme les deux orifices antérieurs et postérieurs. C'est là le cocon de sangsue, il y a 15 œufs dans le cocon, qui éclosent au bout de 20 jours.

408. D. Combien la sangsue a-t-elle d'estomacs, comment sont-ils disposés?

R. Elle a 2 paires d'estomac, disposés en cul-de-sac, de chaque côté d'une ligne médiane avec laquelle ils communiquent. L'estomac postérieur est très-développé, l'anus est à la face dorsale au-dessus de la ventouse postérieure.

409. D. Combien distingue-t-on d'espèces de sangsues?

R. La sangsue grise ou médicinale, la sangsue verte ou officinale et la sangsue truite ou dragon d'Alger.

410. D. Combien une sangsue retire-t-elle de sang?

R 15 Grammes.

411. D. L'embranchement des mollusques est-il supérieur à celui des articulés?

R. Oui, pour la circulation, mais il est inférieur pour le système nerveux.

§ V. — Mollusques.

412. D. En combien de classes divise-t-on l'embranchement des mollusques?

R. En 5 classes: 1° les céphalopodes, 2° les ptéropodes, 3° les gastéropodes, 4° les acéphales, 5° les brachiopodes, d'après la position des tentacules.

413. D. Quel est le caractère des mollusques?

R. Ni squelette interne ni externe, le corps est mou, enveloppé d'un repli de la peau (manteau). Si les replis de la peau deviennent calcaires, cela constitue une coquille bivalve ou univalve ; ces animaux ont des appendices mous ou tentacules, pour les mouvoir. Le système nerveux est formé de 2 ou 3 paires de ganglions, dont 2 ganglions cérébroïdes avec collier œsophagien.

414. D. Les huitres ont-elles des yeux?

R. Non.

415. D. Comment est l'organe digestif des mollusques?

R. Le tube digestif a une bouche tubulaire entourée de poches labiales, estomac unique ou multiple enveloppé d'un foie volumineux, l'anus est rapproché de la bouche.

416. D. Comment est la respiration chez les mollusques?

R. Elle est branchiale, excepté chez le limaçon qui a des sacs pulmonaires.

417. D. Comment est la circulation?

R. Elle est ramifiée, composée d'un cœur aortique, à deux cavités qui reçoivent le sang des organes respiratoires; le sang est blanc.

418. D. Comment se fait la reproduction ?

R. Par hermaphroditisme simple chez (l'huitre) ou réciproque (limace).

419. D. A quelle classe appartient la sèche ?

R. A la classe des céphalopodes.

420. D. A quelle classe appartient le limaçon ?

R. Aux gastéropodes.

421. D. A quelle classe appartient l'huitre ?

R. A la classe des acéphales.

422. D. Qu'est-ce que l'os de la sèche?

R. C'est une concrétion calcaire placée à la partie dorsale du manteau, qui n'est qu'un rudiment de la coquille.

423. D. Qu'est-ce que l'encre de sèche, dont on se sert dans l'aquarelle?

R. C'est un espèce de liquide qui est contenu dans une poche de l'abdomen et qui est sécrété par l'anus ; c'est avec ce liquide, qui noircit l'eau, que la sèche se dérobe à l'ennemi.

424. D. Par quoi est produit l'empoisonnement par les moules ?

R. Par des idiosyncrasies particulières puisqu'il y a des personnes qui ne peuvent en manger sans être empoisonnées.

§ VI. — Zoophytes ou rayonnés.

425. D. Quel est le caractère général des zoophytes.

R. Système nerveux rudimentaire quelque fois nul, le tube digestif a quelquefois une seule ouverture.

426. D. Quelles sont les classes des zoophytes ?

R. Les échinodermes, tels que l'astérie ou étoile de mer (l'oursin). Ces animaux ont un système nerveux avec ganglion central et collier œsophagien, leur tube digestif a 2 ouvertures. Des vaisseaux ramifiés, des branchies, des sexes séparés, ovipares, la surface de leur peau est hérissée de tentacules piquantes qui irritent mécaniquement ; la 2ᵉ classe des zoophytes, les acalephes, tels que méduse, orties de mer. Ils ont un tube gastro-vasculaire bouché à une extrémité. — Ils sont hermaphrodites. 3e Polypiers : tels que l'éponge, corail, hydre, madrepore ; 4e enfin les infusoires, tels que : protée, les vorticelles formés d'une vésicule pourvue de cils vibratiles ; ces animaux se développent dans le sang, dans le pus. ,

427. D. Qu'est-ce que le corail ?

R. C'est un roc calcaire ramifié se développant sur rocher du bord de la mer Méditerrannée, Corse, Sardaigne. Le corail met 50 ans à se développer ; on en trouve jusqu'à 300 mètres de profondeur dans la mer ; l'on distingue 3 sortes de corail : le rouge qui a une écorce, le corail blanc qui n'en a pas et le corail noir très-rare, gorgonia, antipathe, de nature cornée et flexible. Les polypes sont de petits animaux dont le corps est mou, gélatineux, cylindrique, qui ont la bouche armée de tentacules nombreux ; ainsi c'est un cylindre, espèce de double sac ouvert en avant pour la bouche armée de tentacules et de cils vibratiles qui leur permettent de faire pénétrer les aliments. Cet animal sécrète le corail. Près de sa queue, se détachent des bourgeons avec des tentacules, et c'est ainsi qu'il se reproduit.

428. D. Qu'est-ce que l'éponge ?

R. C'est un agrégat d'animaux : le squelette de l'éponge est formé d'un tissu fibreux glaireux dans lequel sont les animalcules.

429. D. Qu'est-ce qu'un infusoire ?

R. C'est une simple vésicule armée de cils vibratiles qui se développe dans les infusions des plantes, dans le sang, le pus et les sels, tels que les monades, les vibrions et les rotifères.

430. D. Comment divise-t-on les vers intestinaux ou entozoaires ?

R. En ceux qui vivent dans le tube digestif de l'homme et des autres animaux, et ceux qui vivent en dehors de l'intestin des hommes et des animaux.

431. D. Comment divise-t-on les entozoaires intestinaux ?

R. 1° En *cestoïdes* qui sont *aplatis* et articulés tels que le tœnia et le bothriocéphale qui vivent dans l'intestin grêle ; 2° en nématoïdes qui sont *arrondis* et striés tels que l'ascaride lombricoïde, lancylostome, tous deux dans l'intestin grêle, le tricocéphale dans le cœcum, l'oxyure vermiculaire dans le *rectum*. En dehors du tube digestif le strongle géant dans les reins, le spiroptère dans la vessie, le filiaire dans le tissu cellulaire superficiel, la trichnine dans les muscles ; 3° en trématodes *succurs* tels que la douve ou dystome dans le foie et la bile, et les vers sanguinicoles dans le sang ; 4° enfin les cystoïdes ou type vésiculaire, hydatides ou acéphalocystes, l'échinocoque, dans le foie, les cysticerques dans le cerveau ou tissu cellulaire, le cysticerque enfin, qui produit la ladrerie chez les porcs, il est en forme de kystes et on le trouve toujours dans des kystes adventifs.

432. D. En résumé combien distingue-t-on de types d'helminthes ?

R. 3 types d'après leur forme : 1° les vers

cylindriques; 2º vers aplatis; 3º type vésiculaire ou cystoïdes.

433. D. Par quoi sont caractérisés les vers *cylindriques?*

R. Par un tube digestif à 2 ouvertures et
des canaux circulant comme ceux des
sangsues, ils ont un système nerveux
ganglionnaire composé de 2 paires de ganglions nerveux avec collier œsophagien
comme chez les annelés, les sexes séparés
et génération ovipare, ils appartiennent à
l'embranchement des annélides; type ascaride lombricoïde et strongle, ils respirent
par la peau, ils ont 3 vaisseaux, 1 longitudinal et 2 latéraux qui communiquent
transversalement, ils ont une triple couche
de peau comme les sangsues pour se mouvoir, les femelles sont plus développées que
les mâles, les oviductes remplissent leur
corps; les mâles ont un ou 2 pénis où aboutissent les canaux spermatiques; ils sont
ovipares ?

434. D. Par quoi sont caractérisés les vers aplatis ?

R. Ils appartiennent à un type moins élevé

que les précédents, ils sont aplatis : tels
sont lé tœnia, le bothriocéphale et la douve ;
le tube digestif n'a qu'une ouverture d'entrée et il se perd dans la substance de
l'animal où il se ramifie ; système nerveux rudimentaire sans collier œsophagien,
ils n'ont que 2 ganglions ; ils sont herma-
phodites, ils ont un tube gastro-vasculaire
comme l'acalèphe et l'ortie de mer.

435. D. Par quoi est caractérisé le type vésiculaire
cystoïde ou hydatide ?

R. Composé d'une double membrane sans
trace d'organisation ; ce sont des vers ré-
duits à l'état de sac, sans tube digestif, sans
système nerveux apparent, sans organes
reproducteurs, ils ne se reproduisent que
par germes comme les polypes, tels sont
le cysticerque et l'échinochoque.

436. D. Où trouve-t-on le tœnia ?

R. En Abyssinie.

437. D. Quelle est la forme du tœnia et sa dimen-
sion ?

R. Forme articulée, il a de 50 centimètres
à 10 mètres de long, 5 millimètres de large,

il est effilé en avant où il devient filiforme et se termine par une tête sphérique grosse comme une tête d'épingle.

438. D. Pourquoi les habitants de l'Abyssinie sont-ils sujets à ce ver?

R. Parce qu'ils mangent des viandes crues qui contiennent les larves de tœnia ou cysticerque. Lorsque la viande est cuite, le germe est détruit.

439. D. A combien s'élève le nombre des anneaux?

R. A des milliers. Ils sont trapézoïdes (Baillon); l'épaisseur des anneaux est de 2 millimètres; au milieu du ver, les anneaux sont aussi larges que longs; à la tête et antérieurement, ils sont plus larges que longs; à la queue et postérieurement, ils sont plus longs que larges.

440. D. Comment est terminée la tête?

R. Par une trompe, avec 32 crochets pour s'accrocher; en dehors des crochets, 4 suçoirs ou mamelons, dirigés en avant, avec une fente entourée de fibres circulaires ou radiées; ces canaux ou tubes sont des canaux gastriques qui communiquent entre eux, et

avec les canaux opposés ils ont en même
temps des canaux gastro-vasculaires. Le système nerveux se compose de 2 ganglions
placés à la tête, réunis entre eux par une
bandelette transversale, donnant en avant
4 filaments qui se rendent à la base des 4
ventouses ; en arrière, deux cordons qui
parcourent tout l'animal.

441. D. Comment se fait la reproduction du tœnia?

R. Elle se fait par des pores marginaux situés
sur le côté de chaque anneau, présentant
2 trous à leur centre, l'un auquel aboutissent les oviductes, et l'autre les canaux
spermatiques. Les pores génitaux sont alternes et se fécondent entre eux. Ces
animaux sont donc androgynes, ils se fécondent eux-mêmes ; quand l'anneau est
mûr, c'est-à-dire plein d'œufs fécondés, il
se détache et est expulsé.

442. D. Qu'arrive-t-il aux herbivores qui mangent
les anneaux fécondés des tœnias?

R. Ils sont atteints de cysticerque; l'on nomme
ladres les porcs qui ont des cysticerques
sous la peau.

443. D. Qu'est-ce qu'un cysticerque ?

R. C'est un helminthe ou entozoaire qui est composé d'une double vésicule d'enveloppe entre lesquelles se trouve un liquide. Cette double enveloppe ou poche est en forme de séreuse, présentant 2 orifices ; la petite poche nage dans le liquide de la grande ; c'est au fond de la 2e vésicule qu'est inséré le corps de l'animal. Il est formé d'anneaux et se termine par une tête sphérique et une trompe autour de laquelle sont 16 crochets et 4 ventouses ou suçoirs ; la tête se termine en un mamelon ou trompe cylindroïde imperforée ; ils n'ont point de tube digestif, pas d'organes reproducteurs, ils se reproduisent par bourgeons. Le kyste qui contient le cysticerque a 1 centimètre de long et de large ; chaque kyste ne contient qu'un animal.

444. D. Comment le cysticerque se change-t-il en tœnia ?

R. C'est dans l'intestin grêle qu'il se change en tœnia. Tant qu'il reste dans le tissu cellulaire, il reste à l'état de cysticerque ;

mais, si on vient à manger de la viande de porc crue, il se changera dans l'intestin de l'homme en tœnia. Ainsi donc un homme est affecté de tœnia, il rend des anneaux de tœnia fécondés, les porcs mangent ces anneaux et sont atteints de cysticerques; maintenant, que l'on mange de ces cochons ladres et l'on aura le tœnia, qui se formera dans l'intestin.

445. D. Qu'est-ce qu'un échinocoque?

R, C'est un entozoaire beaucoup plus petit que le cysticerque; il a 1/4 de millimètre de longueur; il est ovoïde, sous forme de granulations blanches. Au lieu d'être solitaires dans leur kyste, ils sont réunis en grand nombre; le kyste qui les contient est fermé; on les trouve dans le foie. On sait qu'un foie contient des échinocoques quand on les trouve dans le pus, ces échinocoques donnent lieu au tœnia du nord.

446. D. Décrire le botriocéphale ou tœnia lata.

R. Le tœnia lata est commun en Suisse, en Pologne, en Russie; il est gris, tandis que le tœnia ordinaire est blanc; ses anneaux

sont aussi larges que longs. Sa reproduction se fait par des pores inférieurs et mé-
dians, au lieu d'être par des pores marginaux. La tête allongée, sans crochets ni
mamelons ; à la place, deux fossettes latérales qui servent de suçoirs et qui sont sui-
vies de canaux gastro-vasculaires. Les
malades qui ont de ces échinocoques rendent des anneaux.

447. D. Qu'ordonne-t-on contre les échinocoques et
les tœnias en général ?

R. 4 grammes d'extrait éthéré de fougère mâle
ou de l'écorce de racine de grenadier, ou du
cousso, 15 grammes en poudre, délayé
dans de l'eau, ou 40 grammes de semences
de citrouilles dans du lait.

448. D. Décrire l'ascaride lombricoïde ?

R. Cet helminthe ressemble au lombric ; on le
trouve dans l'intestin grêle, chez les sujets
lymphtaiques et chez les personnes qui
mangent des fruits verts, les enfants ; il est
cylindrique, long de 5 à 20 centimètres,
large d'un demi centimètre dans la partie
moyenne qui est plus renflée que les extré-

mités. Il a une bouche composée de 3 lèvres, un jabot, un estomac et un intestin
rectiligne; 3 vaisseaux longitudinaux;
4 ganglions nerveux; la vulve est située
vers le tiers antérieur à la face inférieure;
le mâle est plus petit que la femelle; les
lombrics sont ovipares.

449. D. Que produit la présence de l'ascaride dans
l'intestin grêle?

R. Dilatation de la pupille, démangeaison au
nez, yeux cernés, convulsion, éclampsie.

450. D. Qu'ordonne-t-on contre les lombricoïdes?

R. 30 centigrammes de calomel et 15 centigrammes de santonine.

451. D. Décrire le tricocéphale?

R. Le tricocéphale habite le cœcum, où il se
trouve en quantité; c'est un ver blanchâtre filiforme, contourné en spirale, renflé à
la partie postérieure, la femelle est remplie
d'oviductes dans la partie renflée.

452. D. Comment sont les oxyures?

R. Ils sont filiformes, blanchâtres, longs d'un
demi-centimètre, avec des tubes digestifs
à 2 ouvertures, sexes séparés, les femelles

ont un centimètre; elles sont effilées en pointe et droites; les mâles sont renflés postérieurement en vésicule et contournés en spirale.

453. **D.** Où trouve-t-on les oxyures?

R. Dans le rectum et les plis radiés de l'anus.

454. **D.** Décrire le strongle géant?

R. Ce ver vit en dehors du tube digestif, dans les reins des animaux; il offre des ressemblances avec l'ascaride lombricoïde; il est cylindrique, strié, rougeâtre, moins long mais plus large; il a 6 mamelons à la bouche au lieu de 3. Système nerveux ordinaire.

455. **D.** Quelles sont les symptômes du strongle géant?

R. Ce sont les douleurs de reins et le pissement de sang.

456. **D.** Comment est le spiroptère?

R. C'est un ver cylindrique et filiforme, présentant sur la queue 2 appendices membraneux, qui lui donnent la forme renflée du tricocéphale, sa tête est ailée ou nue; la fe-

melle est droite et non ailée, on la trouve
dans la vessie urinaire.

457. **D.** Décrire le filaire ou dragonneau?

R. Ver de Guinée très-commun au Sénégal;
il se trouve dans le tissu cellulaire sous-cu-
tané, aux jambes, aux chevilles, au scro-
tum, au cou; il est cylindrique, filiforme,
de quelques centimètres à 3 mètres 60; il
a un tube digestif à 2 ouvertures, il est vivipare, à sexes séparés. Il faut prendre beaucoup de précaution quand on veut l'extir-
per et s'y prendre à plusieurs fois afin de
ne pas le rompre; pour cela on l'entoure
autour d'un peu de toile.

458. **D.** Qu'est-ce que le trichine spirale?

R. C'est un entozoaire découvert dans les
muscles; il a un quart de millimètre de
long, enroulé sur lui-même; il provient de
la viande d'animaux mangée presque crue;
il produit des douleurs rhumatoïdes et plus
tard un état typhoïque; on emploie contre
le trichine, les purgatifs.

459. **D.** Décrire la douve du foie?

R. Elle habite la vésicule du fiel et les canaux

biliaires des moutons et des ruminants où elle se nourrit de bile ; elle a un centimètre de long, une forme aplatie ; elle se termine en fer de lance ; elle a un suçoir œsophagien sans collier œsophagien au-dessous du suçoir ; elle n'a qu'une bouche, autrefois on croyait qu'elle en avait 2 ; elle est hermaphrodite et se féconde par enroulement.

460. D. Quels sont les vers sanguinicoles?

R. Ce sont des hématozoaires qu'on trouve en quantité considérable dans le sang ; ils se terminent, en avant, par 2 cupules ; l'une qui est l'ouverture d'un tube digestif qui se bifurque comme dans la douve, l'autre ne serait qu'une tentacule. Les 8/9 du ver sont filiformes, canal gynecophore comme une épée dans son fourreau. Moquin-Tendon dit que c'est la femelle qui porte le mâle.

CHAPITRE III

PHARMACIE

---

§ Ier. — Médicaments tirés du règne végétal.

461. D. De quelle partie de la scille se sert-on en
médecine ?

R. Du bulbe ou oignon qui est gros comme les
deux poings. La scille est *diurétique*.

462. D. Qu'est-ce que l'aloës ?

R. C'est un suc épais que l'on obtient en cou-
pant transversalement les feuilles de l'aloës
succotrina, *drastique*.

463. D. Combien y a-t-il d'espèces d'aloës ?

R. 3 : le succotrin, le caballin et l'hépatique.

464. D. Qu'est-ce que le safran ?

R. Ce sont les stigmates du crocus sativus; on
l'emploie en poudre, en tisane comme emménagogue.

465. D. Quelle est la partie usitée du colchique?

R. Le bulbe, qui est ovoïde, du volume d'une noisette, applati d'un côté, présentant une incision pratiquée pour le dessécher, principe actif, vératrine, antigoutteux.

466. D. Qu'est-ce que le styrax?

R. C'est un baume excitant, balsamique, qui provient du liquidambar des amentacées.

467. D. Qu'est-ce que l'huile de ricin?

R. C'est le produit de la graine du ricinus communis, de la famille des euphorbiacées, purgatif.

468. D. Qu'est-ce que la daturine?

R. C'est l'alcaloïde du datura stramonium, renfermé dans la feuille et les graines, stupéfiant.

469. D. Quelle est la partie usitée dans le jalap et la scammonée?

R. C'est la racine et la résine qui sont employées comme purgatifs drastiques, sous forme de poudre, de teinture, de résine.

470. D. Quelle est la partie usitée dans la rhubarbe?

R. C'est la racine du rheum palmatum, de la

famille des polygonées. Il y a plusieurs espèces : celles de Chine, de Moscou, de Perse, de France. Elles sont amères, colorent la salive en jaune et croquent sous la dent, parce qu'elles contiennent de l'oxalate de chaux ; purgatif et tonique.

471. D. Quelles sont les différentes espèces de quinquina ?

R. Le quinquina gris, le rouge et le jaune.

472. D. Quel est celui qui renferme le plus de quinine ?

R. C'est le jaune.

473. D. Quel est celui qui renferme le plus de chinchonine ?

R. C'est le gris ; quant au rouge, il renferme autant de quinine que de chinchonine.

474. D. Qu'est-ce que l'opium ?

R. C'est un suc épaissi du papaver somniferum que l'on obtient en faisant des incisions aux capsules. L'opium contient la morphine, la codéine et la narcotine et leurs sels qui sont des principes immédiats ; il contient aussi du caoutchouc, acide méconique, pseudomorphine.

475. D. Combien y a-t-il d'espèces d'opium ?

R. 3 sortes : l'opium de Smyrne, l'opium de Turquie ou de Constantinople et l'opium d'Egypte. L'opium de Smyrne, qui contient le plus de morphine, est celui qui est préféré.

476. D. Quelle est la partie usitée dans le séné ?

R. Ce sont les folioles et les gousses.

477. D. Qu'est-ce que la poix de Bourgogne ?

R. C'est un suc résineux solidifié de l'abies excelsa ; on en fait des empiâtres.

478. D. Qu'est-ce que la digitaline ?

R. C'est le principe actif de la digitale pourprée, isolé et obtenu à l'état de pureté. Solide, en masse d'un blanc jaunâtre, insoluble dans l'eau froide, se dissout aisément dans l'alcool (contro-stimulant).

479. D. Combien d'espèces d'ipécacuanha ?

R. 3 espèces : ipéca annelé, ipéca strié et l'ipéca blanc ; le plus usité est l'annelé ; il est employé comme vomitif en poudre.

480. D. Quelle est la partie de l'ipéca annelé qui est utilisé ?

R. Ce sont les racines, qui sont de la grosseur

d'un tuyau de plume, irrégulièrement con-
tournées, flexueuses, offrant une série
d'anneaux très-rapprochés, séparés par autant de sillons, de là, leur nom d'annelé.

§ II. — Médicaments tirés du règne animal.

481. D. Qu'est-ce que le castoreum ?

R. C'est un produit de secrétion fourni par le
castor fiber (mammifère rongeur). Le castoreum est liquide, jaunâtre, sirupeux, fétide lorsqu'il vient d'être extrait de l'animal vivant. Dans le commerce on le trouve
concret et enfermé dans des poches. On
l'emploie comme antispasmodique, en
teinture et en pilules.

482. D. Où sont situées les glandes qui sécrètent le
castoreum ?

R. Sous la peau de l'abdomen dans une poche
placée entre l'origine de la queue et la
partie postérieure des cuisses, elles s'ouvrent dans le fourreau de la verge derrière
les glandes anales.

483. D. Qu'est-ce que le musc?

R. C'est une substance demi-fluide dans l'animal vivant, et se desséchant, brunissant après sa mort; elle a une odeur fétide (antispasmodique).

484. D. Où est situé le musc?

R. Dans une poche placée entre l'ombilic et les parties de la génération du ruminant sans cornes (moschus moschiferus).

485. D. Qu'est-ce que le blanc de baleine ?

R. C'est un produit blanc solide qu'on trouve dans diverses espèces de cachalots, surtout chez le physétère macrocéphalus, et ce produit est situé entre la peau et l'os occipital dans des cavités cloisonnées.

486. D. Avec quoi est faite la colle de poisson?

R. Avec la vessie natatoire de l'esturgeon.

487. D. Qu'est-ce que le cynips gallæ tinctoriæ?

R. C'est l'insecte qui, par sa piqûre, produit la noix de galle.

488. D. Qu'est-ce que la cochenille du nopal?

R. C'est un hémiptère, famille des gallinsectes,

qui vit sur le nopal au Mexique, et qui
fournit les teintures écarlates ; la femelle est
aptère. La cochenille se trouve dans le commerce sous forme de petits grains convexes
d'un côté et concaves de l'autre ; ce sont les
larves que l'on obtient en ratissant les feuilles auxquelles elles étaient attachées.

489. D. Qu'est-ce que la cantharide ?

R. C'est un coléoptère hétéromère de la famille
des trachléides, tribu des cantharidiens.
C'est surtout l'abdomen qui renferme le
principe actif vésicant, la cantharidine

§ III. — Médicaments tirés du règne minéral.

490. D. Quelle est la formule de l'éthiops martial ?

R. Fe^2o^3, feo ; il est noir, en poudre flocon-
neuse, d'une saveur styptique, se dissout
dans les acides.

491. D. Qu'est ce que les boules de Mars ou de
Nancy ?

R. Ce sont des boules de la grosseur d'une
noix, arrondies, dures, compactes, d'un

brun noirâtre, d'une saveur ferrugineuse,
solubles dans le vin, l'alcool et l'eau, composées de tartrate, de potasse et de fer.

492. D. Qu'est-ce que l'eau de Rabel?

R. C'est un mélange de 3 parties d'alcool et
d'une partie d'acide sulfurique.

493. D. Qu'est-ce que le tartre stibié ou émétique?

R. C'est un composé de tartrate de potasse et
d'antimoine, il se présente sous la forme
solide cristallisée en tétraèdre ou octaèdre,
incolore, inodore, demi-transparent, d'une
saveur amère légèrement styptique, soluble
dans 14 parties d'eau froide et 2 parties
d'eau chaude.

494. D. Qu'est-ce que le sel de nitre?

R. C'est un sel blanc solide cristallisé en prismes à 6 faces, semi-transparent, inodore,
d'une saveur fraîche et piquante, soluble
dans l'eau, fusant sur les charbons; sa formule est ($KO. AZO^5$).

495. D. Quelle est la formule de l'acide chlorhy-
drique?

R. ClH. On l'obtient en traitant le sel marin

par l'acide sulfurique; son odeur est vive
et suffocante; à l'air il dégage des fumées
blanches.

496. D. Qu'est-ce que la crême de tartre?

R. C'est du bitartrate de potasse; ce sel existe
dans les raisins, il est en prismes tétraé-
driques d'un blanc opaque, inodore, d'une
saveur aigre, croquant sous la dent, on l'obtient en faisant bouillir du tartre brut dans
l'eau avec une matière argileuse pour en-
lever la matière colorante, l'on filtre et
l'on fait cristalliser.

497. D. Quelle est la formule de l'acide cyanhydrique?

R. C^2AZ, H.

498. D. Comment est l'acide cyanhydrique?

R. Il est liquide, incolore, d'une odeur forte
d'amandes amères, saveur d'abord fraîche
et ensuite âcre, il rougit très-peu le tournesol; on le conserve dans des vases violets.

499. D. Comment l'obtient-on?

R. On l'obtient en décomposant le cyanure de
mercure crystallisé par l'acide chlorhydri-

que, et, après avoir privé d'eau le produit
à l'aide du chlorure de calcium, on le con-
dense par un refroidissement artificiel.

500. D. Qu'est-ce que c'est que le sel de seignette?

R. C'est un tartrate de potasse et de soude.

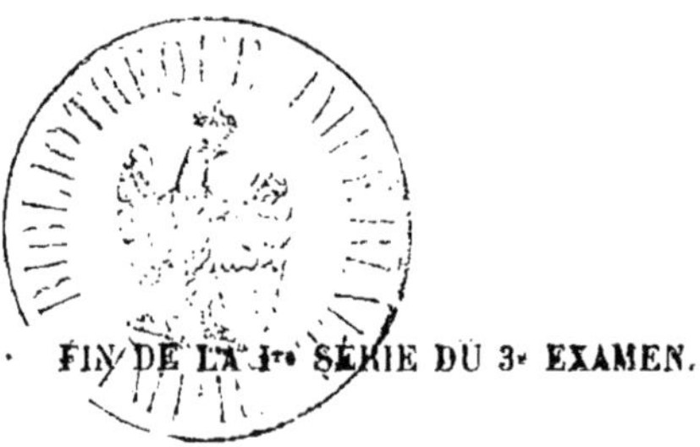

FIN DE LA 1re SÉRIE DU 3e EXAMEN.

*Dans la 2e série, nous traiterons de la Physique
médicale et de la Chimie médicale.*

Messieurs,

Le troisième et le quatrième examens sont telle-
ment difficiles à préparer seul, qu'il est très-peu
d'élèves qui puissent se présenter sans avoir pris des
répétitions.

Le meilleur cours, selon nous, à suivre est celui
de M. Martin-Damourette, cours plein d'attrait, de
profondeur et de science.

Vous puiserez aux leçons de cet éloquent profes-
seur, non-seulement les connaissances nécessaires
pour passer vos examens; mais encore l'amour de
la science qui fait le savant, et l'esprit de méthode,
cette discipline rigoureuse de l'intelligence, qui fait
le médecin et le philosophe.

TABLE DES MATIÈRES

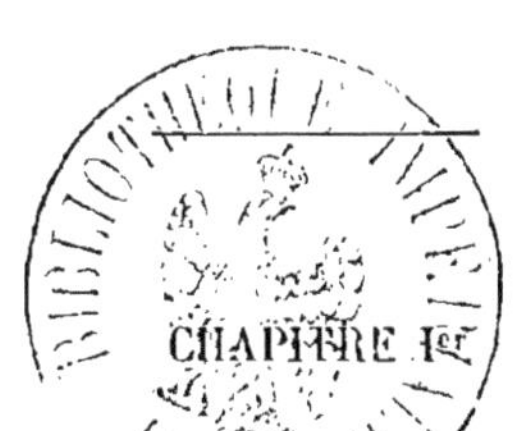

CHAPITRE Ier

Botanique médicale.

CHAPITRE II

Zoologie médicale.

CHAPITRE III

Pharmacie.

Imprimerie L. TOINON et Cie, à Saint-Germain en Laye.

CHEZ LE MÊME ÉDITEUR

fr.

RECHERCHES SUR LE BRUIT DU SOUFFLE dans les maladies de cœur.. 1

RECUEIL DE QUESTIONS posées aux examens de médecine, 1re de doctorat. 2 volumes.................................. 3

RECUEIL DE QUESTIONS posées aux examens de médecine, 2e et 5e de doctorat. 2 volumes......................... 3

RECUEIL DE QUESTIONS posées aux examens de médecine, sur les accouchements. 2 volumes....................... 3

RECUEIL DE QUESTIONS posées aux examens de médecine, 3 de doctorat. 2 volumes.................................. 3

SOUS PRESSE :

4° EXAMENS DE DOCTORAT.

NOUVEAU TRAITEMENT DES ANÉVRISMES EXTERNES.

LA CIRCULATION UNIVERSELLE, ou Principe de vie.

CHEZ DENTU, AU PALAIS-ROYAL

L'ARBRE DE LA SCIENCE.. 4

LA FIN DU MONDE PAR LA SCIENCE, 2e édition................ 1

LE CHRIST ET LE PAPE.. 1

LAMORICIÈRE ET LA CONTRE-RÉVOLUTION.................... 1

SOUS PRESSE :

L'ARBRE DE VIE.

LE RÉVEIL DES NATIONALITÉS par l'alliance franco-russe.

www.ingramcontent.com/pod-product-compliance
Ingram Content Group UK Ltd.
Pitfield, Milton Keynes, MK11 3LW, UK
UKHW020838120726
13693UKWH00002B/707